お母さんと お父さんのための

子どもの病気
ピンチ対応マニュアル

橋本　浩　同友会共和病院　医長
キャップスクリニック東岸和田・天美（小児科、非常勤）

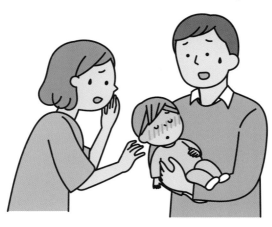

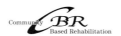

はじめに

　「子どもが病気になったとき家庭ではどんなことをしてあげたらよいか」ホームケアのポイントについて解説する本を公開します。受診したあとに《家庭で気をつけること》《もう一度受診する目安》《治るまでの経過》の解説だけではなく、《健診》《事故の予防》など、お母さんやお父さんの「知りたい」「教えて」を中心に、医師がお母さんやお父さんに伝えたいこと、知ってほしいこともできるだけ簡潔に記載する本です。もちろん、「こんなときはすぐにでも受診すべきだ」と判断するのに必要な基礎知識も書いています。

　さまざまな医師から入手した専門的な情報をわかりやすく伝えることを目標に執筆しました。筆者は内科にも小児科にも対応するプライマリ・ケア医です。

　多くの育児書とは一味違う本を目指して執筆しました。医師の診察後に家庭で観察されると思われる病気の経過をわかりやすく解説しています。診察を受けたときに説明を聞いたはずなのに、緊張して忘れたり聞きそびれたりした経験のあるお母さんやお父さんは少なくないはずですから、お役に立てると思います。

　また、知らない医師もいるような子どもの薬に関する最新情報もわかりやすく説明しています。中には「こんなことを書くなんて、商売の邪魔だ！」と怒り出す名ばかり専門医もいるかもしれません。受診に際して選ぶべき医師が、どんな処方をしない医師かがわかる情報を本書が含んでいるからです。

　多くの育児書は保護者が「あの病気かな？　この病気かな？　と

迷ったときに読む本」になっていることが少なくありませんが、本書は受診の仕方と受診後に家族が子どもにすべきケアを明確化しています。また、世界の小児科医の間で最新情報として広まっている情報のうち、確定的なトレンド情報をわかりやすく解説し、よりよい受診ができる、言い換えればより良い医師を嗅ぎ分けることができる知識を適切に身につけることができるでしょう。

旧態依然とした診療を続けているお医者様に苦情を言われるかもしれませんが、読者である一般のお母さんやお父さんの味方になる本を目指しました。

2025 年 3 月吉日

橋本　浩

目　次

① 家庭でのケアの基礎知識 1

1. 診察を受けるとき 1
2. 熱の測り方 2
3. 薬の飲ませ方　基礎編 4
4. 薬の飲ませ方　実践編 6
5. 座薬の使い方 8
6. 点眼薬・点鼻薬・点耳薬の使い方 10
7. 解熱薬（熱さまし）の使い方 12
8. 抗菌薬（抗生物質・抗生剤） 14
9. 病気のときのお風呂 15
10. 自宅での尿の採り方 16
11. 浣腸の仕方 18

② 症状別　病気のときのホームケアと 受診の目安 21

1. 発熱 21
2. 元気がない 22
3. ぐずる 23
4. 咳や痰 24
5. 鼻水、鼻づまり 26
6. 吐いたとき（嘔吐）や下痢や赤い便があるとき 28
7. 湿疹・皮膚炎 30
8. 救急受診する必要性の目安・判断方法 32

③ 赤ちゃんの病気とホームケア 34

1. オムツかぶれ・カンジダ皮膚炎 34
2. 赤ちゃんのスキンケア 35
3. 赤ちゃんの日焼け・虫除け対策 37

4．赤ちゃんの口の中 ………………………………………… 38

5．赤ちゃんの目やに（鼻涙管閉塞　びるいかんへいそく）… 39

6．赤ちゃんの鼻づまり ……………………………………… 41

7．赤ちゃんの便秘 …………………………………………… 43

8．赤ちゃんの眠りと夜泣き ………………………………… 45

9．赤ちゃんのおへそ ………………………………………… 46

10．赤ちゃんのあざ …………………………………………… 47

④ よくある子どもの感染症とホームケア ……… 51

1．EB ウイルス感染症（伝染性単核症） …………………… 51

2．アデノウイルス感染症 …………………………………… 53

3．新型コロナウイルス感染症（COVID-19） ……………… 56

4．インフルエンザ …………………………………………… 58

5．おたふくかぜ（流行性耳下腺炎）と反復性耳下腺炎 … 62

6．急性胃腸炎（嘔吐下痢症、感染性胃腸炎） …………… 64

7．嘔吐や下痢があるときの飲み物・食べ物 ……………… 66

8．蟯虫症（ぎょうちゅうしょう） ………………………… 67

9．クループ（仮性クループ） ……………………………… 68

10．手足口病 …………………………………………………… 69

11．突発性発疹 ………………………………………………… 71

12．はしか（麻疹） …………………………………………… 73

13．百日咳 ……………………………………………………… 75

14．風疹（ふうしん） ………………………………………… 77

15．ヘルパンギーナ …………………………………………… 79

16．ヘルペス性歯肉口内炎 …………………………………… 80

17．マイコプラズマ気管支炎・肺炎 ………………………… 82

18．みずぼうそう（水痘） …………………………………… 84

19．帯状疱疹 …………………………………………………… 86

20．溶連菌感染症（溶連菌性咽頭炎） ……………………… 88

21．りんご病（伝染性紅斑） ………………………………… 90

22．ヒトメタニューモウイルス感染症 ……………………… 92

目　次

23．RS ウイルス感染症 ⸺⸺⸺⸺⸺⸺⸺⸺ 93
24．繰り返すかぜ（風邪） ⸺⸺⸺⸺⸺⸺ 95
25．迅速検査 ⸺⸺⸺⸺⸺⸺⸺⸺⸺⸺⸺ 96

⑤　子どものいろいろな病気 ⸺⸺⸺⸺100

1．子どもの頸やわきなどにふれるグリグリしたもの
　（リンパ節腫脹） ⸺⸺⸺⸺⸺⸺⸺⸺⸺ 100
2．IgA 血管炎 ⸺⸺⸺⸺⸺⸺⸺⸺⸺⸺ 101
3．川崎病 ⸺⸺⸺⸺⸺⸺⸺⸺⸺⸺⸺⸺ 103
4．斜視 ⸺⸺⸺⸺⸺⸺⸺⸺⸺⸺⸺⸺⸺ 105
5．中耳炎（急性中耳炎と滲出性中耳炎） ⸺ 107
6．鼻血 ⸺⸺⸺⸺⸺⸺⸺⸺⸺⸺⸺⸺⸺ 108
7．扁桃肥大・アデノイド肥大 ⸺⸺⸺⸺ 109
8．無害性心雑音 ⸺⸺⸺⸺⸺⸺⸺⸺⸺ 110
9．あせも（汗疹） ⸺⸺⸺⸺⸺⸺⸺⸺⸺ 111
10．水イボ（伝染性軟属腫） ⸺⸺⸺⸺⸺ 112
11．とびひ（伝染性膿痂疹） ⸺⸺⸺⸺⸺ 114
12．じんましん（蕁麻疹） ⸺⸺⸺⸺⸺⸺ 116
13．しもやけ（凍瘡） ⸺⸺⸺⸺⸺⸺⸺⸺ 118
14．しらみ（アタマジラミ） ⸺⸺⸺⸺⸺ 120
15．軽度の血尿・蛋白尿 ⸺⸺⸺⸺⸺⸺ 121
16．尿路感染症 ⸺⸺⸺⸺⸺⸺⸺⸺⸺⸺ 123
17．陰嚢水腫・停留精巣（睾丸） ⸺⸺⸺ 124
18．精巣捻転 ⸺⸺⸺⸺⸺⸺⸺⸺⸺⸺⸺ 125
19．亀頭包皮炎と恥垢 ⸺⸺⸺⸺⸺⸺⸺ 126
20．包茎 ⸺⸺⸺⸺⸺⸺⸺⸺⸺⸺⸺⸺⸺ 127
21．おりもの（帯下） ⸺⸺⸺⸺⸺⸺⸺⸺ 128
22．腸重積 ⸺⸺⸺⸺⸺⸺⸺⸺⸺⸺⸺⸺ 129
23．肥厚性幽門狭窄症 ⸺⸺⸺⸺⸺⸺⸺ 131
24．鼠径（そけい）ヘルニア ⸺⸺⸺⸺⸺ 132
25．肛門周囲膿瘍 ⸺⸺⸺⸺⸺⸺⸺⸺⸺ 133

26．肛門のスキンタグ（見張りイボ）－－－－－－－ 134
27．漏斗胸（ろうときょう）－－－－－－－－－－－ 135
28．O 脚と X 脚 －－－－－－－－－－－－－－－ 136
29．肘内障（ちゅうないしょう）－－－－－－－－－ 137
30．発育性股関節形成不全（先天性股関節脱臼）－－ 138
31．成長痛 －－－－－－－－－－－－－－－－－－ 140

⑥ アレルギーの病気 －－－－－－－－－－－ 142

1．気管支喘息 －－－－－－－－－－－－－－－－ 142
2．アトピー性皮膚炎 －－－－－－－－－－－－－ 148
3．食物アレルギー －－－－－－－－－－－－－－ 156
4．目と鼻のアレルギー －－－－－－－－－－－－ 160

⑦ 長引く病気・繰り返す病気 －－－－－－－ 163

1．熱性けいれん －－－－－－－－－－－－－－－ 163
2．泣き入りひきつけ（憤怒けいれん）－－－－－－ 166
3．てんかん －－－－－－－－－－－－－－－－－ 168
4．幼児の習慣性便秘 －－－－－－－－－－－－－ 170
5．よく "ゼーゼーする" 子 －－－－－－－－－－ 171
6．起立性調節障害 －－－－－－－－－－－－－－ 174
7．周期性嘔吐症（候群）－－－－－－－－－－－－ 176
8．幼児・学童の肥満 －－－－－－－－－－－－－ 177
9．乳児の貧血（鉄欠乏性貧血）－－－－－－－－－ 180
10．思春期の貧血（鉄欠乏性貧血）－－－－－－－－ 181

⑧ 心の健康と病気 －－－－－－－－－－－－ 184

1．子どもとメディア －－－－－－－－－－－－－ 184
2．子どもとスマートフォンやパソコン －－－－－ 185
3．ネット依存（ネット依存症）－－－－－－－－－ 186

4．子育てと体罰 ……………………………………… 187
5．体罰・虐待の悪影響 ……………………………… 188
6．チック ……………………………………………… 189
7．指しゃぶり ………………………………………… 191
8．おねしょ（夜尿症・遺尿症） …………………… 192
9．心因性頻尿 ………………………………………… 194
10．吃音 ………………………………………………… 195
11．落ち着きがない（神経発達症） ………………… 196
12．不登校（登校拒否） ……………………………… 199

⑨ 定期健診と離乳食・食事 ……………… 204

1．母乳は赤ちゃんにとって最良の栄養です ……… 204
2．生後1か月〜2か月の赤ちゃんによくあるトラブルと
その対応方法 ……………………………………… 206
3．3〜4か月児によくあるトラブルとその対応 …… 208
4．離乳食 ……………………………………………… 209
5．6〜7か月児によくあるトラブルとその対応 …… 211
6．9〜10か月児の保護者に知ってほしいこと …… 214
7．1歳児の保護者に知ってほしいこと …………… 216
8．1歳半児の保護者に知ってほしいこと ………… 218
9．3歳児の保護者に知ってほしいこと …………… 220
10．4〜5歳児の保護者に知ってほしいこと ……… 221

⑩ 病気の予防 ………………………………… 225

1．出産前後における新米お母さんの小児科訪問 ……… 225
2．口腔内ケア　むし歯予防 ………………………… 227
3．予防接種って必要ですか？ ……………………… 228
4．予防接種を受ける前後の注意 …………………… 230
5．インフルエンザワクチンと新型コロナワクチン、
子宮頸がんワクチン ……………………………… 232

⑪ 症状別　事故・けがの受診の目安と応急処置 ———— 238

- 1．熱中症 ———————————————————————————— 238
- 2．頭を打ったとき（頭部打撲）————————————— 239
- 3．やけど ———————————————————————————— 241
- 4．異物誤飲 —————————————————————————— 243
- 5．けが ———————————————————————————————— 245

⑫ 事故の予防 ———————————————————— 247

- 1．赤ちゃんの安全ワンポイントアドバイス集 0〜3 か月
  ————————————————————————————————————— 247
- 2．赤ちゃんの安全ワンポイントアドバイス集 4〜7 か月
  ————————————————————————————————————— 248
- 3．赤ちゃんの安全ワンポイントアドバイス集 8〜11 か月
  ————————————————————————————————————— 250
- 4．子どもの安全ワンポイントアドバイス集 1 歳〜
  1 歳 5 か月 ————————————————————————— 251
- 5．子どもの安全ワンポイントアドバイス集 1 歳半〜3 歳
  ————————————————————————————————————— 253

⑬ よく処方される薬ガイド ———————— 255

- 1．解熱薬 ———————————————————————————— 255
- 2．抗生物質・抗菌薬 ———————————————————— 256
- 3．抗ウイルス薬 —————————————————————— 257
- 4．抗アレルギー薬 ————————————————————— 257
- 5．鎮咳薬（咳止め）———————————————————— 258
- 6．鼻水止め（抗ヒスタミン薬）————————————— 259
- 7．気管支拡張薬 —————————————————————— 260
- 8．去痰薬 ———————————————————————————— 260

9．トラネキサム酸 ………………………………………… 261
10．整腸薬（プロバイオティクス） ……………………… 262

索引 ………………………………………………………… 263

◆コラム◆

実際にあった困った家族の例 ……………………………… 26
昔の鼻涙管閉塞への対応方法 ……………………………… 40
看護師さんも初めての赤ちゃんの病気には悩むもの ……… 49
写真でインフルエンザがわかる AI 診断と
　　新しい抗原検査キット ………………………………… 98
いじめの問題は、いじめられる側にも問題があるという嘘
　　…………………………………………………………… 202
読み聞かせはいつから始めるとよいのか？ ……………… 223
反ワクチン派に扇動されないために知っておくべきこと ……… 236

◀ Chapter ▶

家庭でのケアの基礎知識

1 診察を受けるとき

【出かける前のポイント】……………………………………•

　誰が連れて行く？　診察を受ける子どもの様子を一番よく知っている人

【持って行くもの】……………………………………………•

- 母子手帳、保険証（マイナ保険証）、医療証、診察券、お薬手帳
  特に母子手帳は忘れずに！
- 熱がある場合：時間と体温のメモ、熱の時間変化がわかるグラフを持参

【待合室でのポイント】………………………………………•

- 診察前に食べ物や飲み物を与えない
  →口の中の診察が難しくなる場合や吐く誘因になることがあります。
- おしっこがしたくなった場合は看護師に知らせてください。
  →尿検査をする場合があります。
- 吐いている、吐き気がある、おなかが痛い、ゼーゼーと息が苦しそう、ぐったりしている、発疹があるなどのときは受付のと

1

きに、申し出てください。

→診察の順番を早めにしたり、別室で診察したりする必要があ
るかもしれません。

【診察室で医師に伝えるとよいポイント】……………………………………•

・一番心配な、気になる症状は何ですか？

・その症状はいつからありますか？

・その他に気になる症状はありますか？

・咳や発疹の様子を録音したり、写真に撮ったりして医師に提示
してもらえると診察に役立ちます。

・以前になった大きな病気（入院したり、長く通院したりした病
気）やアレルギー、家族に同じような症状があったかどうか、
などもわかれば医師に伝えてください。

2 熱の測り方

【基本知識】……………………………………………………………………………•

　普通、体温が 37.5℃以上を微熱、38.0℃以上を発熱と考えま
す。ただし、普段の体温が低めの子どもでは、より低い体温が微熱
や発熱のことがあります。つまり、普段の健康なときの体温（平
熱）が何℃くらいかを知っておくことが大切です。

　平熱より 0.5℃以上高い場合を微熱、1℃以上高い場合を発熱と
考えることが基本だといわれています。

【どこで体温を測るのか？】（図1）………………………………………•

　体温計をわきの下に挟んで測ります。赤ちゃんの場合は抱っこし

Chapter 1 ● 家庭でのケアの基礎知識

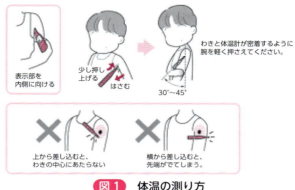

図1 体温の測り方

て測るとよいでしょう。わきの下が汗でぬれていないことを確かめてから測ります。汗ばんでいるときはタオルでかるく拭いてから測ります。

　耳式体温計の場合は耳で測りますが、鼓膜と体温計の角度の違いで測定値に誤差がでることがあります。2回連続で測って、平均値を体温として記録するとよいでしょう。

　電子体温計の場合、最初のブザーは予測値です。そのまま測り続けると5分くらいで実測値になります。実測値のほうが正確です。

　水銀体温計の場合は、15分程度で測定が完了し、一番正確な測定値が得られます。

【体温測定のポイント】

- 一般的に人は誰でもそうですが、子どもは特に体温が24時間で日内変動をします。つまり、朝は低めで、夕方から夜は高めに変化します。これは睡眠・覚醒リズムに合わせた変化だと考えられています。
- 食後や運動の後は体温が高くなります。

・赤ちゃんは厚着や暖房など周囲の環境の影響で実際よりも体温が高く測れることがあります。元気なのに熱があるのはおかしいと思ったら、少し薄着にして 10〜15 分後にもう一度測ってみましょう。

③ 薬の飲ませ方　基礎編

子どもに薬を飲ませるときに守るべきポイントは？

① 食事がとれなくても飲ませる

食後薬でも空腹時に飲ませても子どもの薬は問題ありません。

赤ちゃんは空腹時のほうが薬の吸収がよく、効果が出やすいこともあります。

吐き気止めなど整腸薬は空腹時（食前）に飲ませるのが基本になっている薬もあります。

② 決められた回数を必ず守る

薬を飲む回数を保護者や子どもの判断で変更しない。

→変更すると効果が適切に出なくなることが少なくありません。また、思いがけない副作用がでることもあります。

③ 薬が飲めたら笑顔で子どもをしっかりほめる

子どもが薬をちゃんと飲めたら笑顔でほめてあげてください。そのうえで「がんばって飲んでくれたね。うれしいよ！」と声をかけてあげてください。

→ほめて喜んであげることで、子どもには服薬が成功体験にな

Chapter 1 ● 家庭でのケアの基礎知識

り、服薬だけでなくいろんなことに頑張って取り組もうという気持ちが生まれるきっかけになります。子どもが頑張って何かに取り組んで、それができたときは子どもと一緒に喜んでほめてあげる習慣を身につけましょう。

※薬を上手に飲めないときは？

子どもは薬の味が嫌いでなくても飲みたがらないことがあります。

その原因はさまざまで、同じ子どもでも日によって違う理由があり得ることが知られています。押さえつけて無理やり飲ませる、口を強引にこじ開けて飲ませる、などをするとますます薬を嫌いになってしまうことも少なくありません。

どうしても薬を飲んでくれないときは、遠慮なく調剤薬局の薬剤師あるいは診察した医師やその医療機関に相談してください。

※※残った薬は、保存していいか？

飲み残した薬は、病気は治ったら、捨てるのが基本です。症状が前と同じだからという理由で残った薬を飲ませるとかえって治りが悪くなることがあり、副作用しか出ないこともあります。ただし、熱さまし（解熱薬）だけは例外で、残しておいて急な発熱時に飲ませることは問題がありません。空き缶や空き瓶に乾燥剤と一緒に入れて保存します。

4 薬の飲ませ方　実践編

【ポイント】‥‥‥‥‥‥‥‥‥‥‥‥‥‥‥‥‥‥‥‥‥‥‥‥‥‥‥●

① 乳児に飲ませる場合

　水薬はスポイトやスプーンを使って飲ませます。一度にたくさん口の中に入れるとむせることがありますから、少しずつ流し入れましょう。

　粉薬は湯冷ましで溶かして、水薬と同じ方法で飲ませます。溶かしてすぐに飲ませてください。溶かした薬を長時間放置しておくと薬が苦くなったり、効果が弱くなったりすることもあります。溶けた粉薬を嫌がる子の場合は、湯冷ましをスポイトで1滴ずつ粉薬の上に落として、ペースト状にして指先で乳児の舌の上か、頬の内側に塗りつけてから、哺乳瓶で水や湯冷ましを飲ませることも有用です。

　薬をミルクに混ぜると、飲み残して薬を飲みきれなかったり、ミルクの味が変わってミルク嫌いになったりすることがあります。白湯や水がなくどうしてもミルクで、という場合には、薬を溶かした少量のミルクを飲ませてから、薬を溶かしていないミルクを飲ませるようにすると良いでしょう。

② 幼児あるいは年長児に飲ませる場合 （図2）

　2歳ぐらいになって言葉を理解できるようになれば、薬を飲む意味をきちんと説明してあげてください。子どもをごまかそうとすると、余計に薬を嫌がるようになります。なるべく食品などと混ぜずに、そのまま飲む習慣をつけると、大きくなる過程で自然と薬嫌いが解消するペースが速くなると考えられています。なお、アイスク

Chapter 1 ● 家庭でのケアの基礎知識

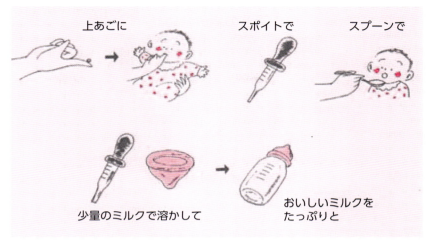

図2　スポイトと哺乳瓶

リームなど乳製品に混ぜると多くの薬は苦味が和らぎます。スポーツドリンクやジュースに混ぜると苦味が強くなる薬が多い傾向にあります。

③ **漢方薬の飲ませ方**（図3）

　大人でも苦くて粉薬が苦手だという人もいますが、その場合はチョコアイスに混ぜると意外と飲めることもあります。年長児や大人で漢方薬が苦くて飲めないという人がいますが、少量のお湯に溶かすか、あるいは混ぜた漢方薬にたっぷりとハチミツを加えてよくかき混ぜたものは飲みやすくなります。ただし、1歳の誕生日が過ぎていない乳児の場合は、ハチミツを与えてはいけません。漢方薬の多くは加熱しても大丈夫なので、家庭でつくるホットケーキやクッキーの粉に混ぜて焼いてお菓子にしても効果は得られます。

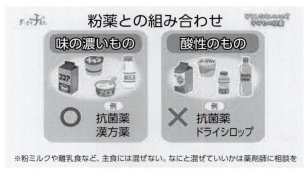

図3　漢方薬の飲ませ方

5 座薬の使い方

　座薬は、吐き気や強い痛みあるいは高熱などで薬がスムーズに飲めない場合に使う薬だと理解すると適切に使えると思います。ただし、座薬をどうしても嫌がる子どももいます。また、下痢をしている子どもは、座薬の使用が排便を誘発して効果が得られないこともあります。

【使い方のポイント】
① 座薬の種類
　よく使われる座薬は解熱薬や吐き気止めですが、熱性けいれんを予防するための座薬などいろいろな座薬があります。使う前に薬の名前をよく確かめてください。大人用の座薬を子どもに使わないでください。
　座薬には体温（熱）で溶けるタイプの座薬のほか、肛門の中の水分で溶ける座薬もあります。体温で溶ける座薬は「冷所保存」など書かれている薬袋に入っていることが多く、書かれている保存方法

Chapter 1 ● 家庭でのケアの基礎知識

を確認して適切に保存してください。記載が確認できず、保存の仕方がわからない場合には冷所保存（冷蔵庫保存）がよいでしょう。ですが、なるべく薬剤師や医師にもらった薬の内容を確認してください。薬の名前がわからない場合は使用せず、捨ててください。

② 座薬の使い方

　年齢や体重によって薬の使用量が決まります。ですから、適切な薬の量に調整する目的で座薬を切って使う場合があります。座薬を切るときは、必ず座薬のビニールカバーをはずさずに、ビニールカバーごと座薬をハサミで切ってください。

　座薬の尖端はロケットの尖端のような丸みを帯びた形をしています。指先で尖端を温めて表面を滑らかにするか、オリーブ油やベビーオイルを塗るとお尻の穴から肛門の奥に入れやすくなります。入れる人の人差し指の第一関節がお尻の中に入ってしまうような感覚で座薬をぐっと押し込みます。

　赤ちゃんや幼児の場合、オムツ交換のときの姿勢にさせると入れやすくなります。幼児や学童では、四つん這いにさせて入れることも可能です。

　いくつかの異なる種類の座薬を使う場合は、必ず医師や薬剤師の指示に従った順番と時間の間隔を守って座薬を使ってください（図4）。

【メモ】　座薬を入れた後すぐ、あるいは5分しないうちに排便があった場合は、どうする？　→もう一度、新しい座薬を入れてください。しかし、座薬を入れてから6分以上経過している場合は、入れなおすと過剰投与になる可能性があります。多くの座薬は15〜20分程度でほぼ全量が吸収されます。

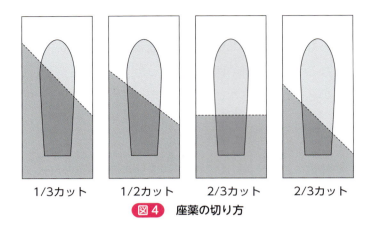

1/3カット　　1/2カット　　2/3カット　　2/3カット

図4　座薬の切り方

6 点眼薬・点鼻薬・点耳薬の使い方

・**点眼薬（目薬）の使い方**

① 乳児や幼児の場合：膝枕であおむけに寝かせましょう。もしできるのなら、保護者の足の内側で子どもの頭を固定するように軽く挟みます。指先でまぶたを優しく押さえて目を閉じた状態にし、眼頭のあたりに1滴目薬を滴下します。あとは自由に眼を開けたり、閉じたりさせておきます。子どもがどうしても嫌がって眼に点眼液が入らない場合には、下まぶたを優しく指先で口の方向に向かって押さえて眼を開けさせて点眼液を滴下します。

　泣いてしまうと涙で薬が流れ出てしまいます。泣いてしまう場合は、寝ているときにそうっと目頭のほうから1滴だけでいいので、滴下してください（図5）。

② 年長児の場合：頭を後方に軽く傾けて座らせます。下瞼を指先で口方向に優しく押さえて引き下げ、下瞼と眼の境目に近

Chapter 1 ● 家庭でのケアの基礎知識

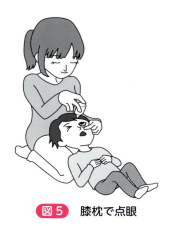

図5 膝枕で点眼

　いところに乗せるような気持ちで滴下します。

※ 2種類以上の目薬を使うときは？
　→薬剤師や医師の指示のとおりに使う順番を間違わないように薬袋の記載を確認して、順番のとおりに滴下します。基本的に5分程度の時間間隔をあけて種類の違う点眼薬を使います。長い時間を空ける必要がある場合は薬袋に記載されているはずですから、記載の有無を確認してください。

・点鼻薬の使い方
　まず鼻をかませます。乳児など小さくて鼻をかめない子の場合は鼻吸い器で鼻水を取り除きます。薬瓶のノズルの先端部分を軽く鼻の中に入れて、鼻の外側（右の鼻の穴なら本人の右手側、左の鼻の穴なら本人の左手側）に向けて噴霧します。入浴後は一時的に鼻の通気性がよくなるため、夜は入浴を終えた直後に噴霧をすると効果的だといわれています。噴霧すると子どもが痛がったり、泣いてしまったりする場合は、医師に相談してみてください。

・点耳薬の使い方

　点耳薬の容器の蓋をしっかり閉めた状態で 36℃程度のお湯の中に 5〜10 分程度つけて温めます。お湯から取り出したら、タオルなどで容器から水分をしっかり拭き取ります。薬を入れるほうの耳を上にして、膝枕で寝かせます。耳の穴の壁に沿って指定された滴数を守って静かに点耳液を滴下します。滴下が終われば 10 分以上、短くても最短 5 分間はそのままの姿勢で寝かせておくことが必要です。姿勢を換えたときに耳から出てくる液はティッシュなどで拭き取りましょう。

7　解熱薬（熱さまし）の使い方

【ポイント】……………………………………………………………………•

　体温が 38〜38.5℃以上あり、元気がない、つらそう、ぐったりしている、寝苦しそうだ、などの様子があれば解熱薬（熱さまし）を使ってもいいと判断できます。ぐっすり眠れている子どもをわざわざ起こしてまで使う必要はありません。

　一度解熱薬を使ったときは、次に使うまで 6〜8 時間以上は間隔をあけましょう。間隔が短いと思わぬ副作用が起こることがあります。

　薬袋などに書かれている使用方法（用法）や薬の名前をよく確かめて使いましょう。

【熱があるときの症状とその対応方法】………………………………•

　1）熱があるのに寒そうに震えていたり、「寒い」と言って震えていたりするときは？

Chapter 1 ● 家庭でのケアの基礎知識

→体が病気と闘うために免疫反応を起こして体温を上げようと
している状態です。

（対応方法）

　布団や毛布をかけたり、服を多めに着せたり、体を温める
ようにします。

２）汗をたくさんかいて、熱が下がってきたときは？

→発汗することで熱がより下がる反応ですが、汗で体が冷えな
いように熱いお湯でしぼったタオルで汗を拭き取り、着替え
させてあげましょう。

【解熱薬に関するよくある質問】………………………………………●

１）解熱薬で熱が下がったらもう安心していいですか？

→解熱薬は熱による苦痛を一時的に軽くするための薬であり、
病気を治す作用はありません。熱が下がっても病気は治った
わけではありませんから、医師の指示どおりの薬の使用を継
続し、指示どおりに受診を続けてください。急な発熱で解熱
薬を使った場合は、朝や昼間の通常の診療時間に小児科をな
るべく早めに受診しましょう。

２）座薬と飲み薬は、どちらを使えばいいですか？

　成分が同じなら、どちらを使っても効果は同じです。薬が飲めな
い場合は座薬を使います。座薬を嫌がる子には飲み薬を使うように
しましょう。ただし、座薬と飲み薬を同時に使ってはいけません。

【発熱時にしてはいけないこと】………………………………………●

１）冷たいタオルや冷却ジェルシートをおでこに貼っても熱は
下がりません。シートを貼るとそのシートに熱がこもって

気分が悪くなる子もいます。

２）子どもにはアセトアミノフェンかイブプロフェンを解熱薬
として使います。他の薬は使わないようにしましょう。

アセトアミノフェンの主な商品名：カロナール、アンヒバ、アル
ピニー、アセトアミノフェン

イブプロフェンの主な商品名：ブルフェン、イブプロフェン

8 抗菌薬（抗生物質・抗生剤）

【ポイント】

抗菌薬は、細菌による病気（細菌感染症）の治療に使う薬です。
細菌が原因で起こる病気を治すために使う薬です。

【抗菌薬を治療に使うべき主な細菌による病気】

溶連菌感染症、細菌性肺炎、マイコプラズマ肺炎、百日咳、尿路
感染症、急性中耳炎（初期や軽症の場合を除く）、急性副鼻腔炎、
伝染性膿痂疹（とびひ）など。

※病原性大腸菌腸炎やサルモネラ腸炎などの細菌性胃腸炎では、
抗菌薬の使用は医師の慎重な判断による抗菌薬の使用の可否判定が
必要になり、使わないこともあります。

【抗菌薬はウイルスには効かない】

普通のかぜの原因はウイルスが原因なので、抗菌薬の治療効果は
まったくありません。インフルエンザや新型コロナウイルス感染
症、RS ウイルス感染症（RS ウイルス性細気管支炎など）、ヒトメ
タニューモウイルス、ウイルス性胃腸炎（感染性胃腸炎；ロタウイ

ルスやノロウイルス感染症）、突発性発疹、手足口病、ヘルパンギーナ、プール熱、アデノウイルス感染症、水痘、麻疹、風疹などはウイルスによる病気で抗菌薬の使用は無意味です。

【抗菌薬の使い方】

抗菌薬が処方されたときは、その抗菌薬が必要な理由を医師に必ず説明をしてもらいましょう。そのうえで、指示どおりに抗菌薬を飲みきるようにしましょう。

「よくなったから途中で飲むのをやめる」「次に病気になったときのために残しておく」「指示とは違う使い方をする」などの行為は、副作用や抗菌薬が効かない菌（耐性菌）の発生を招く危険性があり、正しい診断の妨げになることもあり得ますから、おすすめしません。

【抗菌薬の副作用】

抗菌薬が腸の中の善玉の細菌まで殺してしまうことがあり、その場合には下痢がみられます。抗菌薬の中止で下痢は改善しますが、整腸薬を追加することもあります。

⑨ 病気のときのお風呂

【熱があるとき】

熱が高くて元気がないときは、お風呂は控えましょう。

お風呂に入らないときは、熱が一時下がって汗をかいたときに汗をシャワーでさっと流してあげるか、お湯でしぼった温かいタオルで汗を拭き取ってあげましょう。

【微熱のときや熱がないとき】

　元気なときは、咳や鼻水があってもお風呂に入れてあげてかまいません。

　熱がなくても、吐き気が強い、元気がない、という場合にはお風呂は控えます。

【ポイント】

　咳や鼻水があるから、という理由でお風呂に入れないと体に垢がたまって皮膚が不潔となり、皮膚の呼吸が悪影響を受けることもあります。お風呂に入ることで新陳代謝が活発になり、寝つきがよくなることも知られています。健康を維持したり、早く取り戻したりするためには、元気ならお風呂に入れましょう。熱が高くても元気があれば、短時間で汗を流すだけでも有効です。

⑩ 自宅での尿の採り方

【採尿バッグの貼り方】

　病院やクリニックを受診して、"次の診察日に検尿をするから"と採尿バッグを渡されて尿を持参するように言われることがあります。その場合、採尿バッグは次のように使います。

① 陰部をお湯でしぼったタオルできれいに拭いたり、シャワーで洗ったりして、乾燥させます。

② 子どもの足を左右に広げて、股をオムツ交換時のときのようにしっかり開きます。

③ 採尿バッグの保護テープをはずして、皮膚に粘着テープを丁寧に張ります（図6）。

Chapter 1 ● 家庭でのケアの基礎知識

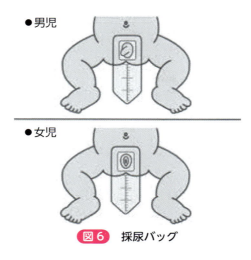

●男児

●女児

図6　採尿バッグ

④ 採尿バッグの先端部分をお尻側に向けて、オムツや下着をはかせます。
⑤ 尿がたまっていないか、30～40分に1回程度、確認します。
⑥ 尿がたまっていたら、こぼれないように丁寧に粘着テープ部分を剥がして説明書のとおりに蓋をして、紙コップなど容器に入れて病院やクリニックに持って行きます。

注意事項　1）尿が出るまで、うつぶせなど採尿バッグを押さえつける姿勢にはしない。
　　　　　　2）尿が出たか確認するときに採尿バッグの粘着テープが外れていないか確認する。
　　　　　　3）早く尿が出るように、採尿バッグを貼ってから飲み物を多めに与える。

11 浣腸の仕方

【綿棒浣腸】

　生後6か月くらいまでの赤ちゃんの場合、「綿棒による肛門刺激による浣腸」で十分な効果が得られます。丁寧に行うことで安全に浣腸ができます。

方法
① 綿棒の先端の綿の部分にワセリンやベビーオイル、オリーブ油などをたっぷりつけます。
② 綿棒を持った手の反対の手で赤ちゃんの両足を持ち上げ、膝を赤ちゃんのおなかに近づけるようにやや強めに押しつけます（こうすることで和式トイレに座っている状態に近くなり、赤ちゃんの腹圧がかかりやすくなり、排便しやすくなります）。
③ 綿棒をゆっくりお尻の穴に挿入します。ゆっくりと一定の速さで綿棒の先端を中のほうへ押し進めます。赤ちゃんがいきむ場合は、そのままいきみが終わるまで手を止めて待ちま

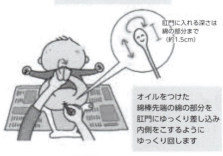

図7　綿棒浣腸

す。綿棒の手に持ったほうの先端がお尻の穴の近くに着いたら、肛門の中にある反対側の先端が「の」の字を描くようにイメージしてゆっくりと綿棒を動かします。肛門を広げるようなイメージで3〜4回「の」の字を描くと、排便があることが多くなります（図7）。

④ この方法で綿棒を肛門から抜き取るとすぐに排便があることが多いのですが、5〜15分後に排便があることもあります。

⑤ 肛門から綿棒を抜き取る際に、おならとともに凄い勢いで排便が生じることがあります。便が飛び散らないようにオムツをあてながら、綿棒をそうっと抜き取りましょう。

【浣腸液の使い方】（図8）

① オムツをしている子はオムツを降下するときの姿勢で寝かせます。オムツをやめてトレーニングパンツを使っている子やより大きな子は横向きの姿勢で寝かせます。

② 浣腸液のキャップをはずし、ワセリンやベビーオイル、オリーブ油などをチューブ部分にたっぷりとつけます。

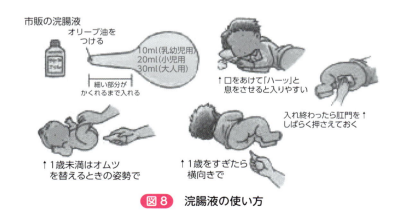

図8　浣腸液の使い方

③ 浣腸液のチューブの細長い部分がすっぽり隠れるまでチューブをゆっくりとお尻の穴から肛門内に入れます。入れるときに抵抗（つまった感じ、入りにくい感じ）があれば、無理に入れずに抜き取って、最初から入れなおしてください。

④ チューブを入れ終わったら、オムツやティッシュペーパーでお尻の穴をしばらく押さえます。

⑤ 子どもが排便しようといきみ始めたら、なるべく我慢させてから、排便させます。

◀ Chapter ▶

症状別 病気のときのホームケアと受診の目安

1 発熱

　子どもの発熱の原因の多くは、感染症です。

　体温を上げることで病気の原因であるウイルスや細菌などの病原体を増やさないようにし、抵抗力を高める働きが人体に備わっています。したがって、39℃以上の高熱であっても、元気があれば、熱を下げる必要はありません。

　熱が高くなることで脳に悪い影響があるのではないかという人がいますが、世界の過去のデータで脳そのものの病気や脳に影響する病気ではない限り、42℃未満の発熱で脳に影響が出ることはないことが知られています。熱性けいれんは、短時間に起きる大きな体温変動が誘因になって起こりますが、高熱が続くこととけいれんには関連性はありません。

　大人は長年の経験で体温が高いと不安になります。かぜ症状があるときに他の人の体温計に 39℃など高い数字が表示されているのを見ただけで、ぐったりする大人も少なくありません。しかし、子どもにはそのような先入観はありませんから、39℃や 40℃の熱があっても自宅やクリニックの待合室で大きな声で元気よく遊ぶことも少なくありません。

　元気があっても熱が続く場合には、通常の診察時間に受診させれ

ば問題ないと考えられます。

【ポイント】··●

服装　熱が出始めて寒気があるときは服を多めに着せて、温めます。

　熱が上がってしまうと、寒気がおさまり、うっすらと汗をかき始めます。このときは厚着をやめて、少し薄着に着替えさせましょう。

解熱薬　服装を調節しても、つらそうにしているときや機嫌が悪いとき、元気がないときには解熱薬（座薬または飲み薬）を使っても良いでしょう。水分不足のときは、解熱薬を使っても熱が下がらないことがあります。熱が下がらなくても、熱に伴う頭痛や体のつらさは軽減します。水分や食事は少しずつ何回も与えることが大切です。一度に多くを摂らせようとすると、子どもの負担になることがありますから気をつけてください。

【こんなときはすぐ受診を】··●

　１）生後３か月未満の赤ちゃんの発熱

　２）顔色が悪い

　３）泣き方が普段よりも極端に弱々しい

　４）元気がなく、ぐったりしている

　５）普段より、よくぐずる

②　元気がない

　子どもが、元気がない理由には、いろいろなものがあります。

Chapter 2 ● 症状別 病気のときのホームケアと受診の目安

赤ちゃんの場合は、お腹が痛い、お腹がすいたときにも、あるいはオムツかぶれがある場合にも元気がないことがありますが、その場合には機嫌が悪くよくぐずる、あるいはよく泣くことが多い傾向にあります。哺乳させてみて機嫌がよくなれば、お腹がすいていたと考えられます。皮膚の湿疹やかぶれがないかも体中を観察しましょう。それでも解決しない場合は、数日のうちに小児科を受診し、医師に相談してみるのも良いでしょう。

幼児や年長児では熱が出る前に元気がない、あるいは熱がなくても元気がない、あるいは心理的につらいことや悲しいことがあって元気がないこともあります。

元気がないときは、まず体温を測って熱の有無を確かめ、それから具合の悪いところ（どこか痛くないかなど）を穏やかに優しくたずねてあげましょう。病気でなければ、保護者がやさしく接するだけで元気になることが多く、数時間から数日で元気になることが多いものです。7日以上元気がないときは、小児科受診をして医師に相談してみましょう。

【こんなときは要注意】‥‥‥‥‥‥‥‥‥‥‥‥‥‥‥‥‥‥‥‥‥‥‥●

子どもが、元気がない、転んでもいないのに青いあざ（内出血の跡）ができている、鼻血が出るなどの症状がある場合には、いろいろな血液の病気などが考えられますから、早めに小児科を受診し、診察を受けるべきだと考えられます。

③ ぐずる

子どもがぐずる理由にも、いろいろなものがあります。

23

赤ちゃんの場合は元気がない理由とほぼ同じですが、鼻が詰まる、便秘傾向がある、湿疹やかぶれがあってかゆいなどの理由が多いようです。なかには眠くてぐずることも少なくありません。そういう場合は、静かで薄暗い環境を整えて、眠らせてあげましょう。ぐっすり眠ったあとに機嫌が良くなれば心配いりません。よく眠れず、ぐずる日が続く場合には、小児科を受診して医師に相談するのも良いでしょう。

　幼児の場合は、多くの子どもたちはお腹が痛い、鼻水が出る、鼻が詰まる、眠いなどと理由が言えますから、優しくどうしたのか、どこか痛いのか、など焦らず慌てず穏やかに子どもの話を聞いてあげましょう。それでも数日ぐずり、本人も保護者も困ってしまう場合には小児科を受診して医師に相談すると良いでしょう。

【こんなときは要注意】

　子どもが、ぐずる、どこもぶつけたことがないのに青いあざ（内出血の跡）がある、鼻血が出るなどの症状がある場合には、元気がないときと同様に早めに小児科を受診しましょう。

4　咳や痰

【ポイント】

　咳は体内に入った異物や病気の原因である病原体を体外に出そうとする防御反応ですから、無理に咳を止める必要はなく、止めるとむしろ有害だという考え方もあります。

Chapter 2 ● 症状別 病気のときのホームケアと受診の目安

【家庭でできる咳や痰に対する対処方法】……………………………………●

1）部屋の空気が乾燥していると咳がひどくなったり、鼻がよ
り詰まりやすくなったりすることがあります。部屋はなる
べく加湿しておきましょう。換気も忘れずにしてください。

2）咳がひどいときは、水分を少し大目に取らせることも役立
つといわれています。

3）鼻水が喉に流れ込むと咳がひどくなりやすいので、鼻水を
とりましょう。鼻がかめない子は、入浴中や入浴直後に鼻
水を吸い取ると効果的なことがあります。

4）1歳のお誕生日を過ぎた子どもの場合、スプーン1さじの
ハチミツを飲ませると一時的に咳が軽くなることがあると
いわれています。咳がひどいときや寝る前に飲ませ、その
あとに歯磨きをさせるようにしましょう。

注意事項　市販のかぜ薬は子ども用として販売されていても、副
作用の危険性がある成分が含まれているため、6歳未満の小さな子
どもには飲ませないでください。

【こんなときは受診しましょう】………………………………………●

・呼吸が苦しそうなとき、ゼーゼーしているとき

・咳がひどくて眠れないとき

・咳がひどくて哺乳できないとき

・咳がひどくて繰り返し嘔吐するとき

・何かを口に入れたり、食べたりした後にむせこんで咳が続くと
き

・2週間以上咳が続き、軽い咳に変わらないとき

25

【コラム】実際にあった困った家族の例

　2週間前から咳がずっと続いている3歳の子どもを、"仕事を休めないから"と診察を受けさせず、ゴールデンウィークに家族で遊びに行った帰りに、咳をしていた子が熱を出して大きな病院の救急外来に来た5人家族がいました。連休でも小児科医たちは病棟や救急外来で食事をする時間もなく診療していました。救急外来には大勢の子どもたちが来ていました。この5人家族の父親が叫びました。「小児救急なのにこんなに何時間も待たせるな、小児科医が総出で診察しろ！」看護師が「できるだけかかりつけ医を受診してください」というと母親が「かかりつけ医が診てくれないから、こんなところに来たんだ。悪くなったら、あんたのせいだ！」と叫びました。他の子どもたちに付き添っていた人々は心が凍りついたそうです。子を持つ親の一人として、こういう親にはなりたくないと思う人のほうが多いと思います。ただのクレーマーというより自己本位ですよね。先に来て待っているよその子より自分の子を先に診ろと要求する人もいます。あなたなら親としてどう考えますか？ちゃんとした職場なら仕事を休めませんか？　これは社会問題ですよね？

---

⑤　鼻水、鼻づまり

【ポイント】

　子どもは、鼻をかむことができないか、あるいは上手にかめません。鼻の代わりに口で息をすることも苦手です。母乳かミルクを飲んでいる乳児は、鼻で息をしながら飲んでいるので、鼻水がひどく

なると息が苦しくなり、十分に飲めなくなります。

　鼻水がひどくなると、鼻水は鼻の奥から喉に流れ込むようになります。そのため、鼻水が痰のように喉にはりついて咳がひどくなります。特に寝転んでいるときは、鼻水が喉にたくさん流れ込みますから、咳がひどくなり、眠れないこともあります。

　1〜2歳では基本的に鼻水はかめません。しかし、1歳半か2歳頃から、鼻水をかめるように練習させましょう。保護者が鼻息でティッシュを飛ばして、遊び感覚で、鼻をかむコツを自分なりに指導してください。例えば、健康なときに片方の鼻の穴に大きめに丸めたティッシュを入れて、鼻息で飛ばす遊びをするのも一法です。

◎**家庭でできる鼻水に対する対処方法**

1）入浴中や入浴直後に市販の鼻吸い器を使って取ってあげましょう。

2）鼻づまりがひどい場合には、薬店で売られている生理食塩水（0.9％の食塩水）や母乳を少量だけ鼻の穴に入れると、鼻水を鼻吸い器で取りやすくなります。

3）保護者が子どもの鼻の穴を口で吸うことは、感染がうつる可能性があり止めましょう。

4）子どもを無理やり押さえて、細いチューブを使って鼻の穴の奥のほうまで吸い取ろうとすると、鼻の奥や喉の粘膜を傷つけることがあるため、しないでください。

5）市販の塗るタイプのかぜ薬や鼻づまりを和らげる薬は、かぜを治す作用はありませんが、鼻づまりや咳を軽くする効果は確実ではありませんが、効果が発揮されることもあります。

⑥ 吐いたとき（嘔吐）や下痢や赤い便があるとき

【ポイント】···•

・飲みすぎて吐いたとき

　生後 3 か月くらいまでは「いつ乳」といって、口元から母乳や
ミルクがたれたり、"げっぷ" をすると同時に母乳やミルクを吐い
たりすることがあります。いつ乳は吐いた後も機嫌がいいことが特
徴です。→元気にしていれば、問題ありません。

・咳きこんで吐いたとき

　肺炎や喘息発作などで咳きこみが強いとき、あるいは、鼻水が喉
に流れ込んで咳こみが強いときに吐くことがあります。

　　　→咳がやわらぐように水分をこまめに与え、部屋の空気を加湿
　　　しましょう。
　　　1 歳以上になっていれば、小さじ 1 杯のハチミツを 1 日数
　　　回飲ませます。
　　　寝る前にハチミツを飲ませる場合は、寝る前に歯磨きを忘れ
　　　ないでください。
　　　抱っこした状態や上半身を少し高くした姿勢で寝かせるよう
　　　にしましょう。

・頭痛や気分が悪くて吐いたとき

　かぜで頭痛が生じたときや、乗り物酔いで気分が悪くなって吐く
ことがあります。

　　　→横向きに寝かせて、安静にさせましょう。
　　　頭痛が強いときは、痛み止めの薬（鎮痛薬）を使いましょ

う。

・おなかの調子が悪くて吐いたとき

急性胃腸炎（あるいは乳児嘔吐下痢症）で、おなかの動きが悪いときも吐くことがあります。

→水分補給に気をつけましょう（「嘔吐下痢のときの飲み物や食べ物」を参照）

【こんなときはすぐに受診を】

・6時間以上続けて吐くとき
・血便が出たとき
・吐いたものが緑色のとき
・元気がなく、ぐったりしているとき
・おなかをひどく痛がるとき
・じんましんが体のあちこちに出て機嫌が悪いとき、あるいは元気がないとき

【吐いたものの始末について】

吐いたものや下痢の便が広がらないように気をつけましょう。

可能なら使い捨てのエプロンや手袋を使って片付けをし、その後に30秒から1分くらいかけて手をしっかり洗います。キッチンペーパーに一般的に使用する濃さに薄めた塩素系漂白剤をしみこませてきれいに拭きましょう。拭き取ったものはビニール袋に入れて捨てます。服についた場合は85度以上のお湯に2分以上つけてから洗濯してください。

7　湿疹・皮膚炎

【ポイント】••

　「湿疹」とは皮膚に起きる炎症によるかゆみのある皮膚病のこと
で、炎症が強いものを「皮膚炎」と呼んでいると理解してよいで
しょう。「湿疹」にはさまざまな種類がありますが、よく見られる
のが「かぶれ」です。「かぶれ」は、肌に原因物質が直接触れるこ
とで起きる接触性皮膚炎のことを意味します。オムツかぶれは、オ
ムツに付着した尿や便によって生じる接触性皮膚炎で、「あせも」
は皮膚に汗や皮膚の汗を含む汚れによる接触性皮膚炎だというわけ
です。これらは、皮膚を適度に清潔に保てば、治癒しますし、予防
できます。

　皮膚が赤くなることを「紅斑」と呼び、ぶつぶつは「丘疹」と呼
びます。紅斑が生じるのは毛細血管が拡張するためで、丘疹は毛細
血管が増大して血漿が血管の外に漏れ出すことで皮膚が盛り上がっ
てできるものです。皮膚炎は湿疹に比べて炎症が強く、紅斑や丘疹
が目立つことが多いという特徴があります。皮膚炎も湿疹もかゆみ
の原因になり、かゆみのために不機嫌になる子どもは少なくありま
せん。かゆみが強くてよく眠れない、集中できない、イライラする
子は少なくありません。長引く場合やかゆみによる不都合があれば
受診しましょう。

【湿疹・皮膚炎のかゆみに対する家庭での対処方法】••••••••••••••••••••

　　１）かゆくて爪でかいて皮膚に傷つけると皮膚の炎症が強くな
　　　　り、余計にかゆくなります。また、傷口に細菌感染や真菌
　　　　（カビ）感染が起きると炎症が強くなり、余計にかゆくなる

30

ことが少なくありません。

→爪は短く切って、やすりで角を丸くしておくと良いでしょう。手や指を清潔に保つことも皮膚の感染を予防することに有効です。皮膚を清潔に保つことは大切ですが、石鹸を多用して洗いすぎると、皮膚に残った石鹸による接触性皮膚炎が生じたり、皮脂が不足したりして皮膚の抵抗力（バリア機能）が低下してしまい、感染を生じやすくなることもあります。つまり、何事もやりすぎはかえってよくありません。

2）皮膚が乾燥するとますますかゆみが強くなることがあります。

→保湿剤の使用を勧めることが多いのですが、塗り薬をたくさん塗りすぎることは皮膚を汚すことと大差はなく、塗りすぎるのはよくありません。

注意事項　従来は保湿剤としてヘパリン類似物質の軟膏やクリーム（ヒルドイド®軟膏やヒルドイド®ソフトなどとそのジェネリック）が保湿剤として多用されていましたが、この薬剤はもともと保湿剤ではなく、しもやけの治療を行うための血行改善促進薬として開発されたものであり、塗るとしっとりした感じがするので、原材料を作っている外国資本の影響下にある人々によって美容効果があるという宣伝に利用され、赤ちゃんに大量に処方してもらって自分の顔に塗るというお母さんたちもいた"いわくつき"の塗り薬で、白色ワセリンなどと実際の保湿効果は大差ありません。必要以上の大量処方に主要メーカーが困惑した経緯があるほどです。そんなわけで、今では使用量に健康保険が利用できるための制限が国によって定められています。

8　救急受診する必要性の目安・判断方法

　子どもの体調が悪くなれば、保護者なら誰でも心配になるのは当然です。普通のかぜに見える咳でも、10〜14日も続いてよくなる気配がないなら、熱がなくても通常の診療時間に受診させるべきです。夜間や休日に急に体調が悪いことに気づく場合は、なおさら心配になるでしょうね。「明日は、仕事は急には休みづらいし、どうしよう？」などと困ったことがある人は少なくないでしょう。

すぐ受診したほうがいいのか、を判断する基本は普段から子どもを観察することです。

【観察のポイント】……………………………………………………………●
① **見た目・様子**
- ・好きなおもちゃに興味を示すか？
- ・手足をよく動かすか？
- ・目線が保護者と合うか？
- ・泣き声や声が弱々しくないか？
- ・元気がなく、ぐったりしていないか？

② **息づかい**
- ・いつもよりも息が荒くないか？
- ・息をするのに合わせて変な音がしていないか？（ヒューとか、ゼーゼーなど）
- ・肩で息をしていたり、鼻をピクピクさせて息をしたりしていないか？

Chapter 2 ● 症状別 病気のときのホームケアと受診の目安

・哺乳がスムーズにできているか？

③ 顔色・皮膚

・顔色や皮膚の色が悪くないか？

・手足が冷たくなっていないか？

　※上記の①から③までのどれか一つでも問題があって何らかの病気の症状があれば、すぐに受診することをお勧めします。なお、一度の観察で済ませるのではなく、繰り返し観察することが大切です。

　何らかの症状が１週間以上続いてよくなる様子がない場合には、時間の都合をつけて、なるべく早めに受診しておきましょう。年末年始など長期の休みの前に数日以上続く何らかの症状があれば、受診しておくことも役立つはずです。

◀ Chapter ▶

 赤ちゃんの病気とホームケア

１ オムツかぶれ・カンジダ皮膚炎

【ポイント】……………………………………………………………

　赤ちゃんの皮膚は大人の皮膚よりも薄く、皮膚を保護する役割を果たす皮脂の分泌量が少ないので、とてもデリケートです。そのため、皮膚の清潔と保湿に注意してかぶれを予防することが大切です。汚れたオムツはこまめに交換してあげましょう。

　オムツでむれたり、おしっこやウンチの成分が刺激になって皮膚がかぶれたりすることがあります。これがオムツかぶれの正体です。オムツかぶれに皮膚やウンチに住み着いている真菌（カビ）の仲間であるカンジダが感染した場合にカンジダ皮膚炎になります。

【家庭で注意すべきポイント】…………………………………………

・**洗う**：おしっこやウンチを皮膚から洗い流す。ぬるま湯だけで十分に洗い流すことができますから、石けんを使う必要はありません。

・**拭く**：おしりふきを嫌がる子は、ぬるま湯やあまり冷たくない水をたっぷりと含ませた脱脂綿を使って、おしりを清潔に保つように優しく丁寧に拭きましょう。強くこすると皮膚の炎症が強まり、皮膚の赤みがひどくなりますから、強くこすらないよ

Chapter 3 ●赤ちゃんの病気とホームケア

うに気をつけてください。

・**乾かす**：洗った後や拭いた後は、やわらかなタオルを押し当てるようにして水分を取り除きます。オムツをあてるのは、皮膚がきちんと乾燥してからにします。

・**塗る**：皮膚の保護をしてくれるベビーオイルや白色ワセリンを塗ると、オムツかぶれの治療や予防に効果的だとされています。それでもよくならないときは、医師が処方した薬を塗りましょう。

※カンジダ皮膚炎の原因は、皮膚のかぶれた部分にカビの一種であるカンジダが感染することです。おしっこがもれにくい構造になっている紙オムツでは、オムツの中が高温多湿になりやすく、カンジダが繁殖しやすい環境になっています。カンジダ皮膚炎には専用の塗り薬が必要になることが多く、なかなか治らないオムツかぶれやカンジダ皮膚炎の場合は、よくなるまで定期的に受診してください。

② 赤ちゃんのスキンケア

【ポイント】

大人よりも皮脂が少なく、薄くてやわらかい赤ちゃんの皮膚は傷つきやすくデリケートです。赤ちゃんの皮膚を健康な状態に保つためにはスキンケアが大切ですが、それは適切である必要があります。過度のスキンケアはかえって不健康な皮膚の原因になり得ます。

【赤ちゃんの入浴のポイント】⋯⋯⋯⋯⋯⋯⋯⋯⋯⋯⋯⋯⋯⋯⋯⋯•

・お風呂はできるだけ毎日、1日1回入れてあげましょう。

・基本的に生後5〜6か月までの赤ちゃんは、石けんを使う必要はなく、お湯を使って大人の素手で優しく皮膚をなでるように洗い流すことで十分に清潔に保てます。

・生後7〜8か月以後の赤ちゃんでは、汚れがひどい場合には石けんをよく泡立てて、泡で皮膚を洗い流すようにして汚れを落とし、皮膚に石けんが残らないようにお湯で洗い流します。石けんを使う場合は泡を手に取り、皮膚を包み込むように優しく洗います。タオルやガーゼは使いません。頭髪は、お湯で地肌を指先でしっかりマッサージするようにして汚れを取り除きます。石けんもシャンプーも確実に皮膚から洗い流します。

・お湯の温度は38℃くらいがよく、ぬる過ぎても熱すぎても好ましくありません。

・1歳ころからは、石けんやシャンプーでタオルではなく、ベビースポンジや海綿を使って洗うと良いでしょう。この場合も、石けんやシャンプーはしっかり流しましょう。

・洗った後には、やわらかなタオルを押し当てるようにして皮膚の表面から水分を取り除きます。水分を取り除いたら、ベビーオイルや白色ワセリンを薄く塗ります。皮膚にテカリがあり、ティッシュペーパーが1枚くっつく程度の量のベビーオイルや白色ワセリンの量が適量だとされています。多すぎると皮膚を汚す原因になりますから、多くなりすぎないように気をつけてください。ベビーオイルの代わりにオリーブ油やツバキ油を使ってもかまいません。

Chapter 3 ● 赤ちゃんの病気とホームケア

【皮膚にカサカサした部分があるとき】・・・・・・・・・・・・・・・・・・・・●

　1日に2〜3度でいいですから、カサカサが気になる部分にはベビーオイルやベビーローションあるいは白色ワセリンを少量塗っておきましょう。よだれや汗、食べこぼしで汚れた場合には、汚れた部分を、ぬるま湯をたっぷりつけた脱脂綿で優しく拭いて汚れを取れば十分です。このとき、カサカサしている部分が目立つ場合は、その場所に少量のベビーオイルかローションあるいは白色ワセリンを少し塗っておきましょう。

【皮膚に赤みやかさぶた、かぶれができたとき】・・・・・・・・・・・・・・・・・・・・●

　きれいに洗ってベビーオイルやローション、白色ワセリンで保湿しておくと軽い場合はそれだけで治ります。治りにくい場合には、受診してください。

③ 赤ちゃんの日焼け・虫除け対策

【日焼け対策のポイント】・・・・・・・・・・・・・・・・・・・・・・・・・・・・・・・・・・・・・・・●

日焼け対策

- 夏場は、帽子やベビーカーの日よけを利用して日焼けを防ぎましょう。
- 生後6か月以上の場合は、刺激が少ない日焼け止めを塗るのもよいでしょう。ただし、紫外線吸収剤が使われていない製品を選んでください。大人と同じ日焼け止めはUVカットと銘打って赤ちゃんの皮膚を刺激して皮膚炎を生じる成分を含むものがあり、使うべきではありません。

37

虫ささされ対策

・草むらのあるところへは、薄手の長そで、長ズボンで出かけましょう。

・皮膚だけでなく、帽子や衣服にも虫よけ剤を使いましょう。

・虫に刺されたら、まず水を含ませた脱脂綿で優しく拭いて、虫刺されのかゆみ止めを塗りましょう。塗る量は少な目にするほうが良いようです。

④ 赤ちゃんの口の中

【鵞口瘡（がこうそう）（口腔カンジダ症）】……………………………●

　舌や頬の内側に、白い苔（こけ）のようなものがへばりつき、はがそうとしてもとれません。これはカンジダというカビに感染したときにできます。痛みはありませんが、食欲が落ちることがあります。少しだけで、食欲も普通にあって機嫌が良い場合には自然に治ることもありますが、ひどくなったり食欲が落ちたり機嫌が悪くなったりした場合には、受診しましょう。治療は処方された専用の薬を指示どおりに使うことです。哺乳びんなど赤ちゃんが口にするものにカンジダがついていることがあります。哺乳びんや哺乳びんの乳くびは熱湯や市販の次亜塩素酸ナトリウム製剤（例えば、ミルトン® など）を使って消毒してください。なお、お母さんの乳くびにカンジダが感染することがあります。お母さんの乳くびに痛みがあれば、一度は婦人科を受診してみてください。

【上皮真珠（じょうひしんじゅ）】………………………………………●

　赤ちゃんの歯茎（はぐき）に白い粒のようなものがあることがあ

Chapter 3 ● 赤ちゃんの病気とホームケア

ります。小さな真珠のように見えることから、上皮真珠と呼ばれます。これは歯肉の表面を保護する薄皮が変形したもので、病気ではありません。いつの間にか自然に消えてなくなります。

【舌小帯短縮症（ぜつしょうたいたんしゅくしょう）】·················· ●

　舌を口の底部から引っ張っている"襞（ひだ）"を舌小帯といいます。これは舌の位置を適正に保つための構造物です。この襞が短い場合を舌小帯短縮症といい、「舌が口の前に出ないタイプ」と「舌を口の外に出すと、舌の先端がハート型になるタイプ」があります。

　生後2か月までは様子をみて問題ありません。赤ちゃんがしっかり哺乳できていて、体重も増え、お母さんの乳首に痛みがなければ心配無用です。将来の言葉の滑舌（かつぜつ）にも影響はありません。言葉の発達にも影響しません。

　舌小帯短縮症はすべて手術しないと正しい発音ができないなどと手術を勧める怪しい医師が昔はいました。しかし、実際に治療が必要な子はかなり少ないのが現実です。

⑤　赤ちゃんの目やに（鼻涙管閉塞　びるいかんへいそく）

【ポイント】··· ●

　欧米の映画で女性が大泣きしながら、鼻をかんでいるシーンがありますよね？　これは、目と鼻が鼻涙管という管でつながっているため、鼻涙管が太い欧米人では大泣きすると涙が鼻の奥に大量に流れ込んで、鼻水のようにあふれ出すことがごく普通にあるからです。日本人の鼻涙管は欧米人よりも細いことが多く、かぜをひくと

鼻水で鼻涙管がより狭くなったり、詰まったりして涙目になってしまう人は少なくありません。新生児や乳児期には鼻涙管がかなり細い場合も少なくなく、鼻水で簡単につまってしまい、涙目になったり、目やにが出ることがあったりします。成長とともに鼻涙管もゆっくりと成長して太くなります。ですから、ほとんどの赤ちゃんは1歳までに鼻涙管の通りがよくなり、涙目や目やにが多いという問題は解決します。1歳を過ぎても治らないときは、眼科で相談しましょう。

【家庭で気をつけること】

- **涙を拭く**：涙目だけで目やにがない場合には、なにもする必要はありません。
  こぼれた涙を拭き取ってあげるだけで十分でしょう。
- **マッサージ**：目頭と鼻のつけ根の間を、親指や人差し指で1日3〜4回やさしくマッサージしてみましょう。このとき、笑顔でやさしく赤ちゃんに話しかけてあげましょう。親子のスキンシップの一つだと考えてください。
- **目薬**：黄色い目やにが多いときや、目頭が赤くはれたときには、受診して処方された目薬を指示どおりに使いましょう。

【コラム】昔の鼻涙管閉塞への対応方法

　一昔前までは、鼻涙管閉塞があると"鼻涙管狭窄症"として糸のような細い金属製の鼻涙管ブジーと呼ばれる器具を使って、鼻涙管を拡張する眼科的手術療法が行われていました。この治療をしても閉塞が再発する例もあり、治療を行うことで合

併症として別の問題が出てくる例もあることがわかりました。そのため、慎重に成長に合わせて経過観察を行う眼科医が多数登場し、多くの経過観察結果が報告されるようになりました。それらの報告は、1歳前後で多くの鼻涙管閉塞は自然によくなることを示していることが広く知られるようになりました。そのため、今では"1歳くらいまでは様子をみましょう、目やにが多く出る結膜炎がある場合には目薬で治療しましょう"という方法が標準になっています。

6 赤ちゃんの鼻づまり

【ポイント】

生後1～2か月ころまでの赤ちゃんは、熱も咳もないのに、鼻づまりが見られることが少なくありません。寝苦しそうに見えることもしばしばあります。赤ちゃんの鼻の粘膜は免疫機能や防御機能が未熟で、わずかな刺激でも敏感に反応してしまい、室温や湿度が少し変化しただけでも、それが刺激となって鼻水が出てしまいます。しかも、赤ちゃんの鼻の中は狭いので、少しの鼻水でも鼻づまりが起きてしまいます。

赤ちゃんは口で息をするのが上手ではないので、鼻がつまると息つぎがうまくできなくて母乳やミルクを飲みにくくなり、機嫌が悪くなります。

【赤ちゃんの鼻づまりへの対処方法】

・**加湿**：暖房をつけているときは、部屋が乾燥しないように加湿器などで加湿しましょう。加湿器の水を入れるタンクは週に1

回は中性洗剤でよく洗い、洗剤成分をしっかとすすぎ流しましょう。

・**鼻そうじ**：市販の鼻吸い器や赤ちゃん用の鼻専用ピンセットなどを使って鼻の中をそうじしてあげましょう。綿棒を使うときは、鼻の奥まで綿棒を入れずに綿棒の先端に鼻水を吸い込ませるように巻きつけて鼻水を取ってあげると良いでしょう。ただし、鼻そうじをするだけで鼻づまりが治るとはかぎりませんから、がんばり過ぎて鼻の中を傷つけないように気をつけてください。

・**お風呂での対策**：お風呂場は温かくて湿度が高く、湯気が鼻の粘膜を湿らせてくれるので、粘膜の腫れがひいて、鼻づまりが軽くなります。お風呂から出る直前または直後に、綿棒や鼻吸い器で鼻水を吸い取ってあげるとよいでしょう。

【診察を受けた後でも、こんなときはもう一度診察を受けましょう】…•

・診察を受けて、医師の指示どおりにしているのに、鼻水の量が明らかに増えたとき

・母乳やミルクを飲む量が普段の半分か、それより少なくなったとき

・ひどく咳が出るようになったとき

・咳をしながら、ゼーゼーやヒューヒューなどという音が呼吸に合わせて聞こえるとき

・熱の有無にかかわらず、元気がなく、ぐったりしているとき

※これらの症状がある場合は、必ずもう一度診察を受けてください。特に、胸の一部が凹むような呼吸をする、鼻をピクピクさせる

ように呼吸をする、肩で呼吸をするときや顔色が悪くぐったりしていたり、手足が冷たいときは急いで受診してください。また、生後2か月までの赤ちゃんに発熱がある場合には、基本的に急いで受診したほうが良いと考えられています。

7 赤ちゃんの便秘

【ポイント】

　赤ちゃんは、小さいほど1日の排便回数が多く、5〜6回排便する赤ちゃんもいます。しかし、個人差があり、1日1回だけ排便する赤ちゃんもいます。

　排便が1週間に3回よりも少ない場合は便秘です。また、便が硬くて出にくい場合や排便しようと赤ちゃんがいきむ（おなかに力を入れて、うなる）回数が普段よりも多くなるなどの症状が続く場合は、便秘があると考えられます。

　つまり、毎日排便がなくても、便秘だと考える必要はありません。生後1か月以内の赤ちゃんだけが、ほぼ毎日、1日数回の排便をしますが、生後2か月以降になると、胃腸の機能が発達して、毎日排便する必要性はだんだんとなくなります。そのため、毎日出ていた便が出なくなったと心配する必要はありません。一度にまとめてたくさんのやわらかい便が出る、体重が順調に増えており機嫌がいい、という場合には便秘があると考える必要はありません。

　Chapter 1　家庭でのケアの基礎知識の「11）浣腸の仕方」（p18）でも説明していますが、ここでは赤ちゃんの便秘に対する綿棒刺激の方法をもう一度説明しておきますね。

【綿棒浣腸の方法】　綿棒による赤ちゃんの肛門を刺激する方法：生後 6〜7 か月以下が対象………………………………………●

・綿棒の先端に潤滑油としてベビーオイル、白色ワセリン、あるいはオリーブ油をしっかりとつけます。綿棒を持ったほうと反対の手で赤ちゃんの両脚を持ち上げ、綿棒を綿の部分が完全に見えなくなるまで、ゆっくり入れます。抵抗なく入る場合は、綿棒を摘まんで持った指先がお尻のすぐそばに来るまで綿部を入れても大丈夫です。抵抗がある場合は、綿棒を無理に押し入れないように注意してください。

・肛門の内部で、綿棒の先端が大きく「の」の字を描くのをイメージしながら、ゆっくりと綿棒を動かします。肛門を広げるようなイメージで数回「の」の字を描くように動かせば排便が起こります。すぐには排便がなくても、数分後に排便が起きることがあるので、オムツをつけて待ちましょう。なお、手で持ち上げている両脚を赤ちゃんのお腹にやや強く押し付けると、和式トイレに座っているような姿勢に近づくため、赤ちゃんはお腹に力を入れやすくなり、排便しやすくなります。綿棒浣腸で排便が出ない場合は小児科医に相談してみてください（p18 の図 7 参照）。

※母乳不足に気をつけて

　授乳しているお母さんの乳房のはりが弱い、赤ちゃんが 20〜30 分以上哺乳を続けようとする、哺乳後から 1 時間も経たないうちに母乳を欲しがって泣く、などは母乳が不足している可能性を示すサインです。こういう場合にも、赤ちゃんは見かけ上の便秘になります。哺乳できていなければ便は出ないわけです。1〜2 週間ごと

Chapter 3 ● 赤ちゃんの病気とホームケア

に体重を量って、体重増加が少ない場合は産婦人科や小児科で相談してください。

8 赤ちゃんの眠りと夜泣き

【赤ちゃんの自然な眠りのパターン】

　生まれて間もない赤ちゃんは、1日およそ18時間眠ります。しかし、ずっと夜通し眠るわけではなく、約24時間のリズムで眠ったり、目を覚ましたりを繰り返し、眠っている時間の合計が約18時間になるのです。脳や体を成長させ、機能的に発達させるためには1日を通して母乳やミルクを飲んで、栄養やエネルギーを補給する必要があるため、このような睡眠パターンをとるのです。

　成長とともに昼と夜の区別がつくようになり、およそ生後3か月ごろになると、一度に長く眠るようになる赤ちゃんもいますが、生後6〜7か月になってようやく夜間に長く眠るようになる赤ちゃんもいます。つまり、赤ちゃんにも個性があるわけです。どれくらい眠るか、どれくらいの時間が経つとお腹がすくかは、赤ちゃんによって、それぞれ違います。

　1歳くらいまでは、眠りのパターンには個人差があることが研究報告されており、その睡眠パターンに合わせて哺乳をさせてあげることが望ましいことが知られています。

【夜泣き】

　生後2〜3か月ごろから夜泣きがみられ、数時間泣き続けることもあります。夜泣きの原因は、お腹が空いた、暑い、寒い、オムツが汚れているなどいろいろな理由がありますが、はっきりわからな

いことも少なくありません。理由がわからないのは、夢を見ている
からではないか、という説もなくはありませんが、確定はしていま
せん。意外と多いのは、お腹がはって不機嫌なために夜鳴きが激し
い場合です。綿棒で肛門を刺激する綿棒浣腸で、すごい勢いでおな
らが出ると、ほっとしたような様子で眠ってしまう赤ちゃんは意外
と多いようです。眠りたいのに暑い、寒い、かゆいなどの理由で眠
れなくて"ねぐず"をする赤ちゃんもいると考えられています。

【こんなときは診察を受けましょう！】………………………………………●

　赤ちゃんだけでなく、世話をしている保護者も睡眠不足でつらい
ことがあります。ひと晩に何時間も夜泣きが続く場合は、かかりつ
け医に相談してください。小児科医は子どもの病気の専門家である
と同時に育児の専門家でもあります。遠慮なく、病気や育児につい
て相談できる話しやすい医師をかかりつけ医に選びましょう。

⑨　赤ちゃんのおへそ

【臍（さい）ヘルニア】………………………………………………………………●

　いわゆる"でべそ"のことを医学用語では臍ヘルニアといいま
す。生後まもない赤ちゃんの場合、おへその周囲にある筋肉がまだ
完成していないことが一般的であり、お腹の中をしっかり固定する
力が弱いため、生後1か月ごろからおへその皮膚を腸が下から押
し上げるために、"でべそ"になることがあります。

　多くの赤ちゃんの臍ヘルニアは自然に治りますが、押し上げられ
て伸びてしまった皮膚が余分な皮膚として残ってしまうこともあり
ます。以前は外科的に余分な皮膚を切除する治療法もありました

Chapter 3 ● 赤ちゃんの病気とホームケア

が、今では綿玉やテープ、いろいろな圧迫材料を使って、安全に治す方法が種々考案されています。小児科や小児外科を受診して、対応方法について指導を受けて、自宅で保護者が自分でできる治療法もあります。

【臍肉芽腫（さいにくげしゅ）】

へその緒が取れたあとがジクジクして、まるで植物の芽のように見えるかたまりになったものを臍肉芽腫と呼んでいます。出血や悪臭を認めることもあります。小さいものは清潔を維持しているだけで、自然になくなります。大きなものは産科や小児科で処置することもあります。気になる場合や生後 1 か月～1 か月半を過ぎてもなかなか消えない場合には受診してください。生後 1 か月を過ぎてから、臍肉芽腫が目立ち始めることもあります。

【臍炎（さいえん）】

へその緒が取れたあとの傷口から細菌が入って感染が生じたときにできる炎症です。おへその周りが赤く腫れ、膿（うみ）が出ることもあります。ひどくなると細菌感染が全身に広がって重症化することがあります。必ず医師の指示に従って受診してください。

⑩ 赤ちゃんのあざ

【赤いあざ】

おでこや上まぶたにある赤いあざは「サーモンパッチ」と呼ばれ、うなじから後頭部にあるものは「ウンナ母斑」と呼ばれています。

どちらも生まれたときからみられ、サーモンパッチは1～2歳で多くは目立たなくなり、消えてしまう場合も少なくありません。ウンナ母斑は3歳くらいで目立たなくなることが多く、大人になるまでに消えてしまうことが多いようです。

　皮膚の表面から盛り上がって見える赤いあざは、「乳児血管腫」と呼ばれるタイプで、生後1～2週間で気づかれることが多いといわれています。乳児期は月齢とともに大きくなることが一般的ですが、生後6～10か月ごろからゆっくりと小さくなり、その後は数年かかって自然に消えてしまうことが多いものです。

　消えていく途中で皮膚にシワができて、あざの跡が残ることがあります。そのため、あざが大きい場合は皮膚科で薬やレーザー光線を使って治療をすることがあります。まずは、小児科医に相談してみてください。乳児健診のときに、小児科医に相談するのもいいでしょう。

【茶色いあざ】

　周囲の皮膚よりもメラニン色素が多いために茶色に見えるあざです。コーヒーのしみのように見えることがあり、その場合は「カフェオレ・スポット」と呼ばれることもあります。これは周囲の皮膚よりも盛り上がることはなく、「扁平母斑（へんぺいぼはん）」とも呼ばれます。自然に消えることはありませんが、ほとんどの場合は心配ありません。

　ただし、1.5cm以上の茶色いあざが6個以上ある場合は、小児科医に相談してください。

Chapter 3 ● 赤ちゃんの病気とホームケア

【青いあざ】

　おしりから背中にかけて、日本人の多くの赤ちゃんに見られます。これは「蒙古斑（もうこはん）」です。生後すぐから目立つことが多いのですが、4歳くらいまでにはほとんどの場合は自然に消えてしまいます。時には20歳くらいまで残ることもあります。精神的・社会的に未熟な若者を示す「ケツの青い若造」という表現は、この蒙古斑に由来するそうです。

　ただし、腕や足、お腹などにできる「異所性蒙古斑（いしょせいもうこはん）」は、時間が経っても完全には消えないことがあります。

【コラム】看護師さんも初めての赤ちゃんの病気には悩むもの

　ある日、知り合いの看護師さんからLineのメッセージが届きました。数年は会っていない昔なじみですが、いつの間にか結婚し、赤ちゃんができていると知って驚きました。メッセージには、口元にヨダレをつけて楽しそうに笑っている元気な赤ちゃんの写真が添付されていました。ほっぺは、よだれかぶれでテカリのあるリンゴのようでした。

　「先生、おひさしぶりです。これってアトピー性皮膚炎じゃないですよね？」といきなり赤ちゃんの健康相談でした。

　「よだれかぶれ、ですね。ほっぺ、口の周りを清潔に維持してあげれば大丈夫」と私。

　「あっ、やっぱり。学校で習ったのに、小児科勤務経験がなくて自信がなくって（笑）」

　「お湯と脱脂綿でしっかり洗って、ベビーオイル塗りますね」

49

「うん、そうしてね！」と私。

　数日後、すっきりした顔の赤ちゃんの写真と「やっぱり、なおりました（笑）」というメッセージが届きました。「オムツかぶれも同じ方法できれいさっぱりです」とのこと。

　彼女は整形外科勤務の看護師さんですが、小児科勤務の看護師さんからも同じ質問を受けることは少なくありません。中国など外国の看護師さんからも同じ相談を受けたことが何度もあります。

　誰でもお母さん1年生のときは、なにかと心配、不安があるものです。そんなときは一人で考え込まずに気楽に小児科医に相談してください。

　小児科医の選び方は、「話しやすい先生」を選ぶことが基本です。「なんでも気軽に話せるし、聞ける、聞けばいろいろとわかりやすく話してくれる、相性がいい」と感じることができる医師をかかりつけ医に選びましょう。いろんな肩書きより、人柄です。

◀ Chapter ▶

よくある子どもの感染症とホームケア

1　EBウイルス感染症（伝染性単核症）

【どんな病気？】……………………………………●

　急な高熱と喉の強い痛みがあり、首にグリグリ（リンパ節の腫れ）ができます。

　高熱は数日間、長いと7～10日以上続くこともあり、全身に発疹が出たり、目の周囲がむくんだりすることもあり、しばしば元気がなくなります。

　肝臓や脾臓が腫れたり、肝臓の働きが悪くなったりすることもあります（図9）。

　治療：EBウイルスを退治するのに有効な薬はありません。症状を軽くするための対症療法が中心になります。熱が長く続いて元気がなくなり、肝臓の働きがひどく悪くなったり、脾臓が破裂する恐れがあったりする場合は、入院が必要になることがあります。しかし、研究が進んだことにより、昭和62年ごろに比べると、この病気で入院が必要になる確率はかなり少なくなったとされています。

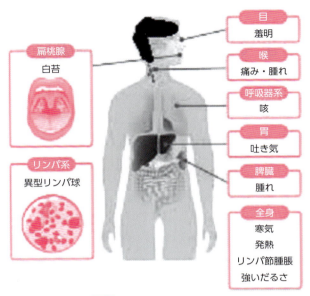

図9　EBウイルス感染症

【ホームケアのポイント】

高熱：何日も高熱が続くと不安になる人が多いでしょうね。でも、かといって解熱薬を使いすぎると肝臓の働きがより悪くなることがあり、機嫌が悪いときや寝苦しいとき、あるいは元気がなくて食欲もないようなときにだけ解熱薬は使ってください。5日以上熱が続くとき、水分をあまりとらず12時間以上おしっこが出ない、元気がなくぐったりしているときは、もう一度診察を受けてください。

水分：水分不足があると、ますます元気がなくなります。解熱薬の効果も悪くなります。できるだけしっかり好きな飲み物で水分摂取されてください。酸味が強いオレンジジュースよりもリンゴジュースや少し冷めかけた味噌汁などが飲み

Chapter 4 ● よくある子どもの感染症とホームケア

やすい子が多いようです。酸味だけでなく、熱い飲み物や塩からい飲み物も避けたほうが良いといわれています。うまくいくためのコツは、少しずつ飲ませることから始め、普段どおりにおしっこが出ることを目安に量を増やしていくことです。

食事：のどが痛くて食欲がないのは仕方がありません。熱いものや酸味が強いものは避けましょう。冷たくて、喉越しが良いものがおすすめです。冷たいとうふ（冷奴）、やわらかく煮込んだうどんを冷ましたもの、裏ごししたバナナ、プリンやゼリーを食べさせると良いでしょう。

入浴：高熱があるときや元気がないときは入浴を控えてください。ぬるめのお湯でしぼったタオルで全身を手早く拭いて、着替えをさせてあげるのが良いでしょう。

※熱が下がって食欲も戻り、ある程度元気になれば、登園や登校を再開できます。熱が長引く場合は必ず医師に相談してください。

> ## 2 アデノウイルス感染症

【どんな病気？】

咽頭や扁桃の炎症（咽頭扁桃炎）により、39〜40℃の高熱が4〜5日程度続くことが多く、7日以上続くこともあります。また、喉の強い痛みがある場合も少なくありません。

結膜炎：眼が赤くなり、目やにが出ます。結膜炎だけで熱があまり出ない場合には、**「流行性角結膜炎（はやり目）」**と呼ば

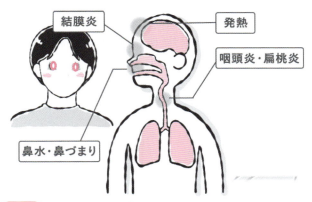

図10 咽頭結膜熱（プール熱）/流行性角結膜炎の主な症状

れ、結膜炎に咽頭・扁桃炎がある場合は「**咽頭結膜熱**」と呼ばれます。これは夏場にプールで感染することが多くて、プール熱とも呼ばれますが、真冬にも見られることがある病気です（図10）。

胃腸炎：下痢、吐き気、嘔吐、腹痛を伴うことがあります。

治療：アデノウイルスを退治するのに有効な薬はありません。症状を軽くするための対症療法が中心になります。結膜炎がある場合は、腫れを抑える薬や細菌感染症予防の目薬を処方することがあります。

【ホームケアのポイント】

基本的にはEBウイルス感染症のホームケアと同じです。

高熱：何日も高熱が続くと不安になる人が多いでしょうね。でも、かといって解熱薬を使いすぎると肝臓の働きがより悪くなることがあり、機嫌が悪いときや寝苦しいとき、ある

Chapter 4 ● よくある子どもの感染症とホームケア

いは元気がなくて食欲もないようなときにだけ解熱薬は
使ってください。5 日以上熱が続くとき、水分をあまりと
らず 12 時間以上おしっこが出ない、元気がなくぐったり
しているときは、もう一度診察を受けてください。

水分：水分不足があると、ますます元気がなくなります。解熱薬
の効果も悪くなります。できるだけしっかり好きな飲み物
で水分摂取させてください。酸味が強いオレンジジュース
よりもリンゴジュースや少し冷めかけた味噌汁などが飲み
やすい子が多いようです。酸味だけでなく、熱い飲み物や
塩からい飲み物も避けたほうが良いといわれています。う
まくいくためのコツは、少しずつ飲ませることから始め、
普段どおりにおしっこが出ることを目安に量を増やしてい
くことです。

食事：のどが痛くて食欲がないのは仕方がありません。熱いもの
や酸味が強いものは避けましょう。冷たくて、喉越しが良
いものがおすすめです。冷たいとうふ（冷奴）、やわらか
く煮込んだうどんを冷ましたもの、裏ごししたバナナ、プ
リンやゼリーを食べさせると良いでしょう。

入浴：高熱があるときや元気がないときは入浴を控えてくださ
い。ぬるめのお湯でしぼったタオルで全身を手早く拭い
て、着替えをさせてあげるのが良いでしょう。家族はこま
めに手洗いやうがいをして、病気の子どもとのタオルの共
有はしないでください。

※症状の改善を待って医師の判断によって可能になれば、登園や
登校が可能です。咽頭結膜熱は熱が下がって結膜炎の症状が治

まって2日間は出席停止になります。

3 新型コロナウイルス感染症（COVID-19）

【どんな病気？】

　子どもの新型コロナの症状は、大人と大きく変わりません。発熱や喉の痛み、咳、鼻水など、かぜと似たような症状が主です。これは昔から知られているコロナウイルスによる冬場に多い子どものかぜの症状と差がなく、子どもは高齢者に比べると重症化することは少ないことがわかっています。発熱がないまま経過して自然治癒する子もいます。まれな症状として、嘔吐や腹痛、下痢などの消化器症状が認められることもあります（図11）。

　治療：新型コロナウイルスを退治する効果がある子どもにも安全な薬は今のところありません。症状を軽くするための対症療法が中心になります。基本的には自然治癒する病気で

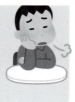

図11　新型コロナウイルス感染症の主な症状

Chapter 4 ● よくある子どもの感染症とホームケア

す。

【受診の目安は？】

　流行が拡大している時期に子どもに発熱やかぜ症状が現れたら、まず新型コロナウイルス感染症を疑ってしまうでしょう。マスコミの影響で過度の不安になる保護者は少なくありません。ですが、まずは周囲の感染状況を確認することが大切です。

　学校や保育園でクラスター（集団感染）は発生していないか、住んでいる地域が流行地になっているか、職場で感染者が発生していないかなどを確かめて、受診すべきか冷静に判断してください。そのうえで、子どもの状態をよく観察しましょう。

　高熱が出ている、呼吸が苦しそう、顔色が悪い、食事をとらない、元気がなくぐったりしているといった症状があれば、すぐに医療機関を受診しましょう。

【ホームケアのポイント】

　基本的には、EB ウイルス感染症やアデノウイルス感染症の場合と同じです。

高熱：年齢にかわわらず過度に熱を心配して解熱薬を乱用してしまうのは禁物です。アセトアミノフェンは安全性が高い薬ですが、肝臓を傷つけてしまうことがあります。

水分：水分不足があると、ますます元気がなくなります。解熱薬の効果も悪くなります。できるだけしっかり好きな飲み物で水分摂取させてください。うまくいくためのコツは、少しずつ飲ませることから始め、普段どおりにおしっこが出ることを目安に量を増やしていくことです。

食事：のどが痛くて食欲がないときは、冷たくて、喉越しが良い
　　　ものがおすすめです。冷たいとうふ（冷奴）、柔らかく煮
　　　込んだうどんを冷ましたもの、裏ごししたバナナ、プリン
　　　やゼリーを食べさせると良いでしょう。

入浴：高熱があるときや元気がないときは入浴を控えてくださ
　　　い。

◎**こんなときは、もう一度診察を受けましょう！**

　意識がもうろうとしている、呼吸が苦しそうなど普通のかぜと異
なる症状があれば受診が必要です。

4　インフルエンザ

　インフルエンザウイルスはＡ型、Ｂ型、Ｃ型の３種類に大別さ
れ、Ｃ型は感染力も弱く、多くが発熱のない軽いかぜ症状であるた
め、インフルエンザとして扱われることはありません。高熱が出や
すいＡ型とＢ型によるかぜ症状が出た場合が、インフルエンザと
いう病気として扱われることが一般的です。

　急な発熱に伴い元気がなく、ぐったりする子が多いことが特徴で
す。喉の強い痛みや頭痛、筋肉痛や咳、鼻水などのかぜ症状もしば
しば認められます。急に走り出したり、幻覚を見ているような様子
があったり、異常行動がこの病気そのものが原因になって起きるこ
ともあります。

　インフルエンザ抗原迅速検査で診断されことが通例ですが、発症
から48時間以内では検査をする時期が早ければ早いほど、インフル
エンザであっても検査では陰性に出ることがあります。そのた

Chapter 4 ● よくある子どもの感染症とホームケア

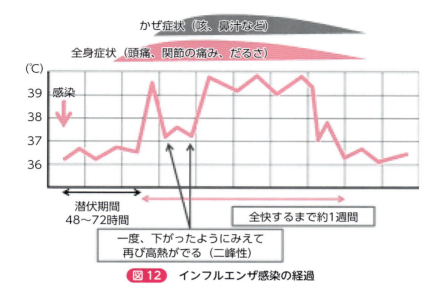

図12 インフルエンザ感染の経過

め、流行期に典型的な症状が出ていれば、検査をしないで「みなし陽性」としてインフルエンザであると診断することもあります（図12）。

　ほとんどの場合、抗インフルエンザ薬（インフルエンザウイルスの増殖を抑制する薬）を使わなくても自然治癒します。また、インフルエンザの種類や変異株によっては、抗インフルエンザ薬がまったく効かないことも少なくありません。つまり、抗インフルエンザ薬はインフルエンザの特効薬ではありませんから、絶対に必要だとはいえない薬です。症状の強さや年齢、持病の有無によって抗インフルエンザウイルス薬を処方するかどうかを決めるというのが多くの医師の考え方です。この種の薬に効果がある場合は、薬を使わない場合に比べて半日から3日ほど早く治るだろうと考えられています。また、1種の抗インフルエンザ薬にアレルギーを示す子は、

他の抗インフルエンザ薬にもアレルギーを示すことがあり、注意が必要です。

【ホームケアのポイント】..●

休む：お家で寝て安静にしていることが一番の治療方法です。

水分：普段と同じように尿が出ることを目標に水分をとらせます。

食事：好きな食べ物を少しずつ、こまめに食べさせてください。

表1 「インフルエンザ出席停止期間の基準」早見表（小・中学生以上）

	発症日 （0日目）	発症後 1日目	発症後 2日目	発症後 3日目	発症後 4日目	発症後 5日目	発症した後5日を経過した後		
発症後1日目 に解熱した 場合	発熱	解熱	解熱後 1日目	解熱後 2日目	発症後 4日目	発症後 5日目			
	出席停止	出席停止	出席停止	出席停止	出席停止	出席停止	登校可能		
発症後2日目 に解熱した 場合	発熱	発熱	解熱	解熱後 1日目	解熱後 2日目	発症後 5日目			
	出席停止	出席停止	出席停止	出席停止	出席停止	出席停止	登校可能		
発症後3日目 に解熱した 場合	発熱	発熱	発熱	解熱	解熱後 1日目	解熱後 2日目			
	出席停止	出席停止	出席停止	出席停止	出席停止	出席停止	登校可能		
発症後4日目 に解熱した 場合	発熱	発熱	発熱	発熱	解熱	解熱後 1日目	解熱後 2日目		
	出席停止	出席停止	出席停止	出席停止	出席停止	出席停止	出席停止	登校可能	
発症後5日目 に解熱した 場合	発熱	発熱	発熱	発熱	発熱	解熱	解熱後 1日目	解熱後 2日目	
	出席停止	出席停止	出席停止	出席停止	出席停止	出席停止	出席停止	出席停止	登校可能

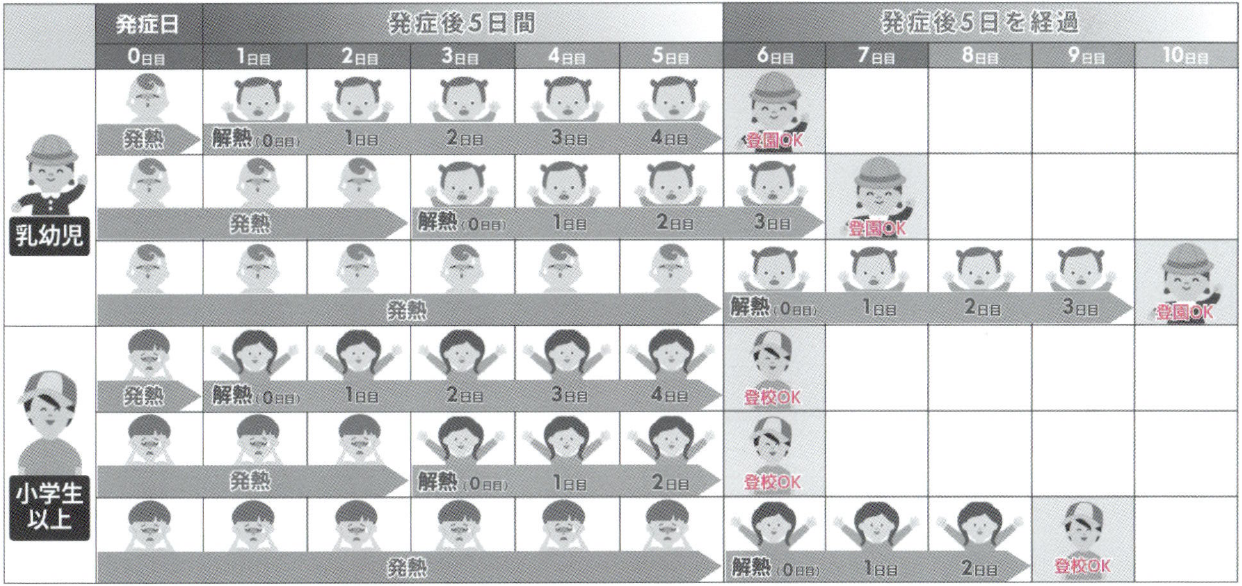

図13 インフルエンザ出席停止期間（小学生以上と乳児）

①発症後5日を経過している ②解熱後2日経過している（幼児は3日）

※登校・登園するには①②ともに条件を満たしていることが必要

	発症日	発症後5日間					発症後5日を経過				
	0日目	1日目	2日目	3日目	4日目	5日目	6日目	7日目	8日目	9日目	10日目
乳幼児	発熱	解熱（0日目）	1日目	2日目	3日目	4日目	登園OK				
乳幼児	発熱	発熱	解熱（0日目）	1日目	2日目	3日目		登園OK			
乳幼児	発熱	発熱	発熱	解熱（0日目）	1日目	2日目	3日目				登園OK
小学生以上	発熱	解熱（0日目）	1日目	2日目			登校OK				
小学生以上	発熱	発熱	解熱（0日目）	1日目	2日目			登校OK			
小学生以上	発熱	発熱	発熱	解熱（0日目）	1日目	2日目			登校OK		

入浴：熱が高くなく、比較的元気なときを選んで短時間で入浴させます。

◎**こんなときは、もう一度診察を受けましょう！**
・5日以上高い熱が続くとき
・元気がなく、ぐったりしているとき
・息苦しそうなとき
・異常行動が見られるとき
・けいれんを起こしたとき

出席停止の目安：【表1】小・中学生以上
【図13】小学生以上と乳児の簡易比較

⑤ おたふくかぜ（流行性耳下腺炎）と反復性耳下腺炎

【どんな病気？】……………………………………………………•

　どちらも耳の下にある耳下腺が腫れる病気です。ウイルス感染が原因となって発熱を伴うことが多く、片方の耳下腺が腫れてからもう一方の耳下腺がやや遅れて腫れてくることが多い病気がおたふくかぜで、過去におたふくかぜになったことがない人にうつります（図14）。反復性耳下腺炎は、熱が出ずに片方だけ耳下腺が腫れることが多く、その名のとおり、複数回繰り返すという特徴がありますが、他の人にはうつりません。小学生に多く、自然におさまります。口の中にいる病原性細菌による反復感染が原因だと考えられています。

　耳下腺が腫れ始めたときには、どちらなのか区別がつかないことがあります。その場合は医師が指示した日数はマスクをしてくださ

Chapter 4 ● よくある子どもの感染症とホームケア

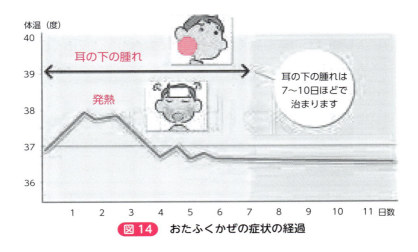

図14　おたふくかぜの症状の経過

い。再診するときもマスクが必要です。

　治療：おたふくかぜのウイルスを退治する薬はありません。
　　　　反復性耳下腺炎には抗菌薬など治療薬はありません。

【ホームケアのポイント】……………………………………●

　食事：水分補給が一番大切です。だ液が出ると余計に痛みが強まりますから、すっぱいものや硬いものは避けましょう。
　入浴：熱がなく、元気があれば入浴してもかまいません。
　難聴：おたふくかぜは、難聴になる子がときどきいます。難聴は片側だけのことが多いことが知られています。耳下腺が腫れ始めてから、2週間くらいは難聴が起こる可能性があります。
　→①保持者の指先を子どもの耳元に背中側から近づけて、指同士を擦り合わせて音が聞こえたほうの手を挙げるように指示してください。②時計の秒針の音を耳元で聞かせて、聞こえるほう

63

の手を挙げさせる方法も有効です。③小さな子の場合は、お気に入りの玩具の音を見えないところで鳴らして、反応を観察する方法が有用です。

※反復性耳下腺炎は登園・登校は可能です。おたふくかぜの場合は腫れてから5日間が過ぎ、熱がなく、食欲が元に戻って元気になるまで出席停止です。

◎**こんなときは、もう一度診察を受けましょう！**
  ・5日以上発熱が続くとき
  ・頭痛が強く、何度も嘔吐するとき
  ・1週間を過ぎても腫れがひかないとき
  ・耳の下の腫れが赤くなったとき
  ・お腹や睾丸を痛がるとき

---

6 急性胃腸炎（嘔吐下痢症、感染性胃腸炎）

【どんな病気？】••

　ウイルスや細菌に感染することで、嘔吐、下痢、腹痛などの症状が起きる病気です。吐くのは最初の1～2日のことが多く、熱が出ることもあります。その後が下痢になり、多くの場合は7～10日程度で自然治癒します。抗菌薬は通常は使用しません。

　ウイルス性胃腸炎の原因：ロタ、ノロ、アデノウイルスなどが原因です。抗菌薬は腸内細菌のバランスを崩して症状を悪化させることがありますから、使いません。

　細菌性腸炎の原因：カンピロバクター、病原性大腸菌、腸炎ビブ

リオ、サルモネラなどの細菌による感染症であり、激しい腹痛や高熱、血便が出ることがあります。抗菌薬を使用すると細菌の死骸から血液中に放出される毒素によって重大な合併症が生じることがあり、特殊な場合以外は抗菌薬は使いません。

治療：整腸薬や吐き気止めの薬を必要に応じて使うこともあります。吐き続けるときや脱水症状が強いときは、点滴や入院が必要なこともあります。

【ホームケアのポイント】･････････････････････････････････ •

水分補給：市販の赤ちゃん用経口補水液や母乳あるいはミルクを5分おきに5〜10 mL ずつ飲ませます。一度に多く飲ませると吐き気が悪化することがあります。3時間以上吐かないことが確認できれば、水分量を制限せず飲ませてもかまいません。食事ができるようになれば、経口補水液は止めてかまいません。→詳しくは次の「7）嘔吐や下痢があるときの飲み物・食べ物」を参照。

吐いたものの処理：吐いたものは、できるだけ早く処理しましょう。100倍に薄めた塩素系漂白剤を浸したキッチンペーパーやペーパータオルで拭き取ります。処理をした後は、流水と石けんでしっかりと手洗いをします。→Chapter 2 の「6）吐いたとき（嘔吐）や下痢や赤い便があるとき」（p28）を参照。

7 嘔吐や下痢があるときの飲み物・食べ物

【ホームケアのポイント】……………………………………●

1）吐いているとき

　吐き気が少し落ち着いたようであれば、経口補水液または母乳あるいはミルクを飲ませましょう。ミルクは薄めず、普通の作り方で、作ります。経口補水は、アクアライト® でも OS-1® などでも大差はありません。スポーツドリンクは、嘔吐を誘発することがあるため、お勧めはしません。

　（飲ませ方のポイント）

　はじめ：5〜10 分ごとに 5〜10 mL（スプーン 1 杯、ペットボトルのキャップ 1〜2 杯など）少しずつ飲ませます。

　3 時間以上吐かなくなったとき：自由に飲ませます。食事ができるようになったら経口補水を止めて問題ありません。

2）吐き気は治まり、水のようなウンチのとき

　主食：おかゆ、うどん

　おかず：にんじん、だいこん、ブロッコリー、カリフラワー、ほうれん草、じゃがいも、かぼちゃ、キャベツ、かぶ、鶏卵、とうふ、はんぺん、鶏胸肉、幼児用ジュース、すりおろしりんご、

　※控えるもの：油、乳製品、パイナップル

3）やわらかいウンチのとき

　主食：ご飯、うどん、パスタ、パン、ラーメン

　おかず：2）と同じもの、レタス、白菜、たまねぎ、ナス、ピー

Chapter 4 ● よくある子どもの感染症とホームケア

マン、サトイモ、鶏肉、豚肉、魚、納豆、サラダ油、オ
リーブ油、少量のゴマ油、各種の果物
おやつ：せんべい、ビスケット、クッキー

8 蟯虫症（ぎょうちゅうしょう）

【どんな病気？】………………………………………………●

　蟯虫（ぎょうちゅう）という名前の寄生虫が胃腸に感染が原因
で、無症状のこともありますが、貧血や夜間のかゆみや不眠の原因
になることがあります。寝ている間に肛門のまわりに蟯虫が卵を産
み付けることでかゆみが生じます。

　治療：コンバントリン® という駆虫薬（虫くだし）を 2 週間間隔
　　　　で 2 回または 3 回内服することで多くの場合は治癒しま
　　　　す。集団生活や家庭内で人から人へ感染することが多いの
　　　　で、蟯虫検査で陽性が出たときは子どもだけではなく、家
　　　　族全員で駆虫薬を内服するほうが良いでしょう。

【ホームケアのポイント】………………………………………●

・寝具や下着をいつも清潔にする。
・なめたり、口に入れたりするおもちゃも、こまめに洗いましょ
　う。
・爪は短く切り、排便後は必ず手を洗いましょう。

9 クループ（仮性クループ）

【どんな病気？】

　さまざまなウイルスの感染が原因になる喉の奥が腫れる病気で、オットセイの声のような咳や犬が吠える声のような咳が出ることが特徴です。声がかすれたり、出なくなったりします。高熱が出ることもあります。喉の腫れが強くなると、息が吸いづらく苦しがることもあります。

　治療：吸入薬でのどの腫れを和らげますが、効果は一時的です。のどの腫れを抑えるステロイドの飲み薬を処方します。ステロイドは正しく使えば、副作用を心配する必要はありません。今でも営利目的や売名目的で"ステロイドは怖い"というデマを流す人もいます。息苦しさが強い場合は、入院することもあります。

【ホームケアのポイント】

　加湿：お風呂でたっぷり湯気を立てる、冷たいミストが出る加湿器を使うなどの方法が効果的です。

　散歩：屋外に出て冷気を吸うと症状は軽快することがあります。

　水分：咳き込んでいるときは、温かい飲み物を少しずつ、何度も飲ませましょう。

　食事：息苦しさが軽くなれば、本人が好きなものをあげてください。

　入浴：高熱がなく、比較的元気なら、入浴は問題ありません。

　登園・登校：症状が強かった場合は、医師に相談して出席の再開

Chapter 4 ● よくある子どもの感染症とホームケア

を決めてください。

◎**こんなときは、もう一度診察を受けましょう！**

・息苦しそうになったとき

・強い咳が出て眠れないとき

・水分をあまり飲まないとき

※一度は症状が軽くなっても、夜間にまた悪化することがあります。

息苦しそうなときは、早めに受診しましょう。

⑩ 手足口病

【どんな病気？】‥‥‥‥‥‥‥‥‥‥‥‥‥‥‥‥‥‥‥‥‥‥‥‥‥●

コクサッキーウイルスやエンテロウイルスに感染して手のひら、足の裏、口の中に小さな水ぶくれができる病気です。お尻や肘、膝に水ぶくれができることもあります。口の中が痛くて、食べたり、飲んだりができなくなることがあります。治ってから、3〜6週間くらい経ってから、爪が割れたりはがれたり、指の皮がむけたりすることもありますが、自然に治ります。病初期には熱が出ることもあります。

原因になるウイルスの種類が多く、何度もこの病気になる子も少なくありません。

治療：原因になるウイルスを退治する薬はありません。症状を抑える治療を必要に応じて行うことはあります。

【ホームケアのポイント】

水分補給：普段と同じようにおしっこが出ることを目標に、十分な水分補給をしてください。熱い飲み物、オレンジジュースのような酸味のある飲み物は口の中でしみるので、避けましょう。冷ましたみそ汁やスープ、リンゴジュース、冷たすぎない麦茶などがお勧めです。少量を回数多く飲ませることがコツです。おしっこの回数や量が少なく、色が濃いと脱水の可能性がありますから、おしっこを観察してください。

食事：口が痛くて食べたがらない、食欲がないという子が多い傾向があります。熱いものは酸味が強いものは避けてください。塩辛いものや硬い食べ物も避けることが必要です。冷めてふやけたうどん、プリン、ゼリー、バナナを裏ごししたもの、とうふや裏ごししたゆで卵やゆでたじゃがいもを裏ごししたものなどがお勧めです。

感染防止：こまめに手洗いをして、タオルは共有しないでください。治ってからも１か月くらいは便の中に原因になったウイルスがいます。排便後やオムツ交換後には、しっかり手洗いをしてください。

入浴：高熱がなく元気があれば、お風呂に入ってかまいません。

◎こんなときは、もう一度診察を受けましょう！

・４日以上、38℃以上の高熱が続くとき

・水分をあまりとらず、ぐったりしているとき

・吐き続けて、ぐったりしているとき

Chapter 4 ● よくある子どもの感染症とホームケア

◎登園・登校

　熱がなく元気で、普段の食事が取れる場合は、登園や登校はできます。

11 突発性発疹

【どんな病気？】

　生後 4 か月から 2 歳くらいまでの子どもがよくかかるヒトヘルペスウイルス 6 型と 7 型による病気で、急な高熱で始まるという特徴があり、2 種類のウイルスが原因なので、多くの子どもは 2 回かかります。

　突然の高熱は 40℃を超えることもあり、3〜5 日程度続きます。咳や鼻水はほとんど出ませんが、便がゆるくなることがあります。口の中に永山斑（ながやまはん）と呼ばれるぶつぶつが出ることが特徴ですが、出ないこともあります。熱が下がると体中に発疹が出ます。この発疹で初めて突発性発疹と診断されることも少なくありません。発疹は 2〜4 日程度で自然に消えます。熱が下がってから、機嫌が悪くなる子が時々はいますが、2〜3 日で落ち着きます。熱が下がれば、元気なら発疹があっても入浴できますが、熱いお風呂だと発疹が一時的に赤くなってかゆくなることがあります。

　治療：ヒトヘルペスウイルスを退治してくれる薬はありません。高熱で元気がないときに解熱薬を使うことはあります。

【ホームケアのポイント】

　高熱：高熱で不安になる保護者が多いのですが、解熱薬の使いす

ぎは副作用がありえるので、控えましょう。機嫌が悪いときや元気がないときだけ使ってください。

水分補給：普段と同じようにおしっこが出ることを目標に十分な水分補給をしてください。赤ちゃんならいつもどおりに作ったミルクか母乳で十分です。離乳食が進んでいる子の場合は、冷ましたみそ汁やスープ、リンゴジュース、冷たすぎない麦茶などがお勧めです。少量を回数多く飲ませることがコツです。おしっこの回数や量が少なく、色が濃いと脱水の可能性がありますから、おしっこを観察してください。

食事：いつもどおりで問題ありません。

入浴：高熱があるときや元気がないときは、お風呂は避けましょう。体をお湯でしぼったタオルで拭いたり、お尻をぬるま湯で洗ってあげたりしましょう。

◎**こんなときは、もう一度診察を受けましょう！**

・5日以上高熱が続くとき

・水分をとらず、12時間以上おしっこが出ていないとき

・元気がなく、ぐったりしているとき

・けいれんを起こしたとき

登園：発疹が残っていても、熱がなく食欲もあって、まずまず元気なら登園可能です。

Chapter 4 ● よくある子どもの感染症とホームケア

12 はしか（麻疹）

【どんな病気？】

　麻疹ウイルスの感染によって起きる病気です。始めの2〜4日は、熱、咳、鼻水、目やになど、かぜと同じ症状で、この時期に麻疹だとわからない例も少なくありません。いったん熱が下がりかけて、再び高熱が出ると同時に全身に発疹が出ます。そのとき初めて麻疹と診断されることが多い傾向にあります。発疹が出てから、3〜4日は高熱が続きます。人から人にうつる力が強く、合併症も多いので、とても怖い病気であると考えられ、入院が必要になることもあります。多くの人は2回の予防接種をして抗体価が十分に上がっていれば、うつりません。1回のワクチンや免疫反応が悪くて抗体が十分に上がっていない人は感染することがあり、典型的な症状が出ず、診断が難しい場合があります（図15）。

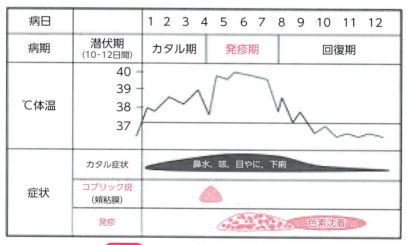

図15 はしか（麻疹）の症状の経過

治療：麻疹ウイルスを退治してくれる治療薬はありません。
合併症が起きないか、医師は注意深い観察を行って診ていきます。

【ホームケアのポイント】 ⋯⋯⋯⋯⋯⋯⋯⋯⋯⋯⋯⋯⋯⋯⋯⋯⋯⋯⋯ ●

安静：お家で静かに寝ていることが大切です。医師の許可が出るまで外出禁止です。

水分：普段と同じようにおしっこが出ることを目安に水分を多くとらせてください。

食事：子どもの好きな食べやすいものを少しずつ与えます。

入浴：熱が下がって、元気なら入浴は可能です。長湯は避けましょう。

◎登園・登校

熱が下がって、3日経過するまでは出席停止です。

◎緊急ワクチン接種（予防接種）

予防接種をしていない子が麻疹の子どもと接触したときは、72時間以内に予防接種をすると発病を防げる可能性があります。子どもたちの保護者に早めに知らせてあげてください。

◎診察を継続して受けてください！

肺炎や脳炎を合併することがあるため、指定された日に2度目以降の診察を受けてください。感染予防の必要性から、症状があるうちは、受診方法を電話などで医療機関に確認してから出かけてください。医師から説明書が出されている場合は、その説明に従って

ください。

13 百日咳

【どんな病気？】

　最初は、普通のかぜと同じような症状なので、それと気づかれないことが少なくありません。だんだん咳が多くなり、強く咳き込むようにもなります。顔を真っ赤にして激しく咳き込む子も多いといわれています。

　1～2週間目は一番咳がひどい時期で、3～4週目になると少しずつ咳は軽くなっていきます。軽い咳はかなり続くことが多いのが百日咳という病名がついた理由です（図16）。

　生後6か月以下の赤ちゃんでは、咳で息ができなくなり、入院が必要になることも多い危険な病気です。生後できるだけ早くに予防接種を打つべきです。

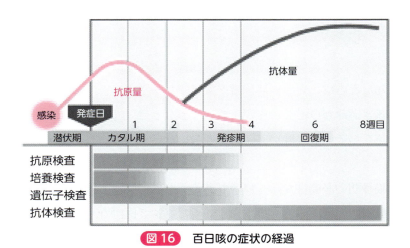

図16　百日咳の症状の経過

ただし、予防接種をしていても、4、5歳ころから予防効果が落ちてしまう子がいますから、咳が長引く子どもに兄弟がいる場合は、家族内感染に気をつける必要があります。大人にもうつることがあり得ます。熱がないことを理由に、長く続く咳を放置することがないように受診してください。

　　治療：百日咳菌を退治してくれる抗菌薬を内服して治療します。咳止めは必ずしも有効ではありません。

【ホームケアのポイント】

　　湿度：部屋の空気が乾燥し過ぎると咳が強まります。加湿器などで加湿してください。
　　食事：咳こんで吐いてしまうことがあり、1回の食事量は少なくして、回数を増やしてください。
　　入浴：元気があれば、入浴してかまいません。
　　家族：家族が感染源であったり、家族に感染することがあったりするので、咳が出ている家族は積極的に受診してください。

◎こんなときは、もう一度診察を受けましょう！

　　・咳き込みがひどく、息が止まりそうなとき
　　・咳をして何度も吐いて、元気がないとき

　感染予防の必要性から、症状があるうちは、受診方法を電話などで医療機関に確認してから出かけてください。医師から説明書が出されている場合は、その説明に従ってください。

◎登園・登校

特有の咳がなくなるか、有効な抗菌薬による治療が5日間終了するまで出席停止です。

14 風疹（ふうしん）

【どんな病気？】

風疹ウイルスに感染して起きる病気です。赤くて小さな発疹が体中に出ますが、3日くらいで消えます。熱は微熱程度くらいのことが多いといわれていますが、まったく出ないこともあります（図17）。

年長児や思春期の子どもでは、頭痛や関節痛が起きることもあります。

治療：風疹ウイルスを退治してくれる治療薬はありません。

赤い発疹が全身に出ますが3〜5日で消えます。

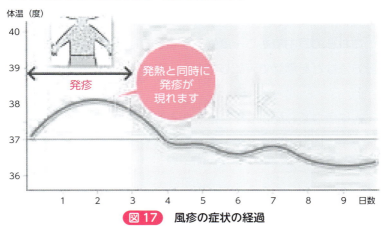

図17　風疹の症状の経過

【ホームケアのポイント】……………………………………………………●

・熱がなくて元気でも、発赤が消えるまでは外出しないでください。

・食事やその他、いつもと同じ生活でかまいません。

◎**妊婦さんには近づかせないで**

　妊娠初期に風疹に感染すると、生まれてくる赤ちゃんの目や耳、心臓に障害が生じることがあります。妊婦や妊娠している可能性がある女性に近づかせないようにしましょう。妊婦さんが風疹にかかったかもしれないと心配になったら、その妊婦さんに産科の医師に相談するように勧めてください。

◎**登園・登校**

　熱が下がって、発疹がすべて消えるまで出席停止です。

◎**こんなときは、もう一度診察を受けましょう！**

・4日以上熱が続くとき

・ぐったりして元気がないとき

　これらの理由でもう一度受診するときは、感染防止のため、受診方法などを電話で確認してから、受診に出かけてください。

・人にうつる心配がなく、治ったと判定された跡

　→手足に指で押さえても消えない赤や紫色あるいは青い発疹が出てきたとき

　→後遺症としての合併症が疑われますが、人には風疹をうつす心配はありません。

Chapter 4 ● よくある子どもの感染症とホームケア

⑮ ヘルパンギーナ

【どんな病気？】

コクサッキーウイルスの感染によって、口の中に小さな水ぶくれができる病気です。口の中が痛くて、食べたり、飲んだりができなくなることがあります。病初期には熱が出ることもあります。口の中の痛みで、痛みがひどいときは、水分も飲めなくなり、脱水症になることがあります。

原因になるウイルスの種類が多く、何度もこの病気になる子も少なくありません。

治療：原因になるウイルスを退治する薬はありません。症状を抑える治療を必要に応じて行うことはあります。

【ホームケアのポイント】

水分補給：普段と同じようにおしっこが出ることを目標に十分な水分補給をしてください。熱い飲み物、オレンジジュースのような酸味のある飲み物は口の中でしみるので、避けましょう。冷ましたみそ汁やスープ、リンゴジュース、冷たすぎない麦茶などがお勧めです。少量を回数多く飲ませることがコツです。おしっこの回数や量が少なく、色が濃いと脱水の可能性がありますから、おしっこを観察してください。

食事：口が痛くて食べたがらない、食欲がないという子が多い傾向があります。熱いものや酸味が強いものは避けてください。塩辛いものや硬い食べ物も避けることが必要です。冷

めてふやけたうどん、プリン、ゼリー、バナナを裏ごしした
もの、とうふや裏ごししたゆで卵やゆでたじゃがいもを
裏ごししたものなどがお勧めです。

感染防止：こまめに手洗いをして、タオルは共有しないでくださ
い。治ってからも 1 か月くらいは便の中に原因になった
ウイルスがいます。排便後やオムツ交換後には、しっかり
手洗いをしてください。

入浴：高熱がなく元気があれば、お風呂に入ってかまいません。

◎こんなときは、もう一度診察を受けましょう！

・4 日以上、38℃以上の高熱が続くとき

・水分をあまりとらず、ぐったりしているとき

◎登園・登校

　熱がなく元気で、普段の食事が取れる場合は、登園や登校はでき
ます。

⑯ ヘルペス性歯肉口内炎

【どんな病気？】･･

　単純ヘルペスウイルスに初めて感染した場合起きる病気です。
38〜40℃の高熱が 4〜5 日程度続き、口の中や唇、その周囲に水
疱ができ、歯茎が腫れたり、出血したりします。痛みがひどく飲食
ができなくなり、脱水症になることがあります。

　治療：症状が強い場合には、抗ウイルス薬による治療を行うこと

もあります。

【ホームケアのポイント】・・•

水分補給：水分を十分に取らせましょう。熱い飲み物、オレンジ
ジュースのような酸味のある飲み物は口の中でしみるの
で、避けましょう。冷ましたみそ汁やスープ、リンゴ
ジュース、冷たすぎない麦茶などがお勧めです。少量を回
数多く飲ませることがコツです。おしっこの回数や量が少
なく、色が濃いと脱水の可能性がありますから、おしっこ
を観察してください。

食事：口が痛くて食べたがらない、食欲がないという子が多い傾
向があります。熱いものや酸味が強いものは避けてくださ
い。塩辛いものや硬い食べ物も避けることが必要です。冷
めてふやけたうどん、プリン、ゼリー、バナナを裏ごしし
たもの、とうふや裏ごししたゆで卵やゆでたじゃがいもを
裏ごししたものなどがお勧めです。

感染防止：こまめに手洗いをして、タオルは共有しないでくださ
い。

入浴：高熱がなく元気があれば、お風呂に入ってかまいません。

◎**登園・登校**

　熱が下がってある程度元気で、食事がちゃんと取れていれば登
園・登校は可能です。

　歯茎の腫れが残っていても、マスクをしていれば登園・登校に問
題ありません。

◎こんなときは、もう一度診察を受けましょう！

・発熱が4日以上続くとき

・口の痛みが強くて水分があまりとれず、ぐったりしているとき

⑰ マイコプラズマ気管支炎・肺炎

【どんな病気？】……………………………………………………●

　マイコプラズマという細菌によって起こる気管支炎や肺炎で、幼児から小学生に多くみられるという特徴があります。60歳以上の大人や高齢者にはまれな病気です。

　熱から始まることが多く、発熱後数日してから、乾いた咳（痰がからまない咳）が目立つようになります。熱は1週間ほど続くことが多く、咳は3〜4週間続きます。

　治療：マイコプラズマに有効な抗菌薬を処方します。近年は、抗菌薬が効きにくい菌が増えていることが知られていますが、従来から使われているマクロライド系抗生物質（クラリスロマイシンやアジスロマイシンなど）で十分に治癒することがわかっています。また、抗菌薬を使わなくても治る例が思いのほか多くあることがわかっていますが、治るまでに数か月かかることもあり、多くの場合は抗菌薬が使われます。多くの子どもは通院治療が可能であり、重症ではない限り、入院治療を必要とすることはまれです。

日本マイコプラズマ学会の診療ガイドラインには、以前はオゼックス®に代表されるトスフロキサシンがマイコプラズマ肺炎の治療薬として記載されていましたが、現在では

Chapter 4 ● よくある子どもの感染症とホームケア

削除されています。

オゼックス® などのトスフロキサシンはキノロン系抗菌薬に分類され、副作用として消化器症状（下痢、嘔吐、腹痛など）や中枢神経症状（けいれんやめまいなど）あるいはアキレス腱炎、アレルギー反応、薬疹などの副作用があることが知られています。今でもネットなどで「マイコプラズマ肺炎の特効薬はオゼックス®」だと信じている残念なお母さんを見かけますが、最新情報を知っている医師なら、この薬は慎重に使い、「特効薬」とは言わず、副作用について詳しく説明するはずです。

なお、最近では昔使われなくなったビブラマイシンという抗菌薬が、より安全にマイコプラズマ肺炎の治療に使用できると考えている医師が増えてきています。つまり、ビブラマイシンは復活しました。

【ホームケアのポイント】

食事：食欲があれば制限は不要です。食欲がないときは、好きなものでよく、水分摂取はしっかりさせましょう。

入浴：高熱がなく、機嫌がよければ入浴は可能です。

感染予防：咳で家族にうつります。しっかり手洗いをし、家族全員がマスクを使いましょう。うつってから発症するまでの潜伏期間は2〜3週間です。家族に似たような症状が出てきたら、早めに受診してください。

◎登園・登校

熱が下がって、咳も落ち着いてきたら、医師の許可により登園・

登校ができます。

◎**登園・登校**

発疹がすべてかさぶたになるまで出席停止です。

◎**こんなときは、もう一度診察を受けましょう！**

　・治療を開始しても高熱が 4〜5 日以上続くとき

　・咳こみがひどく、息づかいは荒いとき

　・元気がなくなってぐったりしているとき

18 みずぼうそう（水痘）

【**どんな病気？**】‥‥‥‥‥‥‥‥‥‥‥‥‥‥‥‥‥‥‥‥‥‥●

　水痘帯状疱疹ウイルスの初感染によって起きる病気で、周囲に赤みを伴った水ぶくれが全身に出て、頭皮にも水ぶくれができることがあります。この水ぶくれの発疹は、2〜3 日でピークになり、その後は乾燥して黒いかさぶたになります。熱は、高熱のこともあれば、出ないこともあります。赤い発疹から始まって、水ぶくれに変化するパターンが多くみられます。通常は 7 日程度で治癒します（図 18）。水痘帯状疱疹ウイルスはヘルペスウイルスの仲間です。

　　治療：多くの場合、抗ウイルス薬（抗ヘルペスウイルス薬）を処
　　　　　方します。

【**ホームケアのポイント**】‥‥‥‥‥‥‥‥‥‥‥‥‥‥‥‥‥‥●

　　かゆみ対策：かゆい発疹ができるため、かいてしまうと傷が残る

Chapter 4 ● よくある子どもの感染症とホームケア

発疹は2～3日でピークを迎えて、1週間ほどで良くなります。

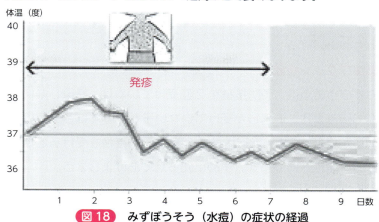

図18　みずぼうそう（水痘）の症状の経過

ことがあります。爪を短く切って、爪やすりをかけておきましょう。

入浴：かゆみを悪化させないように、ぬるめのお風呂やシャワーで汗をさっと流しておきましょう。石けんやシャンプーは手で泡立ててから、やさしく手洗いしましょう。タオルやシャンプー器具は使わないでください。

食事：口の中に水ぶくれができると、痛くて食欲がでません。この場合は水分を多く取らせてください。熱いもの、塩辛いもの、すっぱいものは避けましょう。プリンやゼリーなど喉をとおりやすい食べ物がよいでしょう。

外出：熱がなくて元気でも、すべての発疹がかさぶたになるまで外出しないでください。

◎こんなときは、もう一度診察を受けましょう！
　・4日以上発熱が続くとき

・発疹が赤く腫れて化膿したとき

・ぼんやりしているとき、ぐったりしているとき、元気がないとき

※緊急ワクチン接種

　みずぼうそうは、予防接種を2回受けていれば、感染しないか、軽症で済みます。1回しか受けていない子が、みずぼうそうの子と接触した場合は72時間以内に2回目の予防接種を受けると発病を防げる可能性があります。早めに知らせてあげましょう。

（注意）妊婦さんには近づかないで

　妊娠8〜20週に妊婦が水痘になると、約2%の確率で赤ちゃんに生まれつきの異常が出ます。

　出生5日前から出生2日目までに水痘になった妊婦さんから生まれた赤ちゃんの水痘は、重症になりやすいことが知られています。

⑲　帯状疱疹

【どんな病気？】………………………………………………●

　みずぼうそう（水痘）が治っても、原因になったウイルスが体の中に潜んでいることがしばしばあります。そのため、大人も子どもも水痘が治ってからずいぶん月日が過ぎてから、体調不良などをきっかけに、同じウイルスで発病することがあります。これが帯状疱疹です（図19）。小さな水ぶくれが、背から胸までぐるりと肋骨に沿って並び、多くの場合は左右どちらか、体の半分にできます。顔や腰、お尻にできることもあります。神経に沿って出てくるので、全身に広がることはありません。神経を刺激するため、大人で

Chapter 4 ● よくある子どもの感染症とホームケア

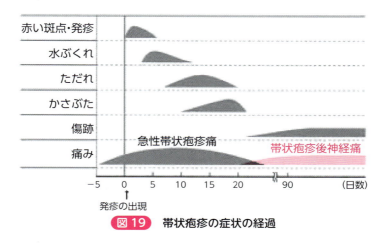

図19 帯状疱疹の症状の経過

はとても痛いことが多いのですが、子どもは大人よりも痛みは軽いことが多い傾向があります。通常は熱はでません。

　帯状疱疹になると、水痘の予防接種をしていない人や水痘になったことがない人に水痘をうつす可能性があります。また、成人特に中高年以降に帯状疱疹になると治癒後も帯状疱疹後神経痛から慢性神経性疼痛を起こす可能性が高まります。成人でも50歳以降は帯状疱疹の予防接種をお勧めします。

　治療：抗ウイルス薬（抗ヘルペスウイルス薬）が使われることが一般的です。

【ホームケアのポイント】

　かゆみ対策：水ぶくれをかいてしまうと傷が残ることがあります。爪を短く切って、爪やすりをかけておきましょう。
　食事：普段どおりに食べて問題ありません。
　入浴：いつもどおりに入浴できます。水ぶくれのある部分は、ぬ

るめのお風呂やシャワーで汗をさっと流しておきましょう。石けんは手で泡立ててから、やさしく手洗いしましょう。

◎登園・登校

幼稚園・保育所：発疹がすべてかさぶたになれば、登園できます。

学校：発疹を下着やガーゼなどですべて覆うことができれば、登校できます。

◎こんなときは、もう一度診察を受けましょう！

・高熱が出たとき

・発疹が強く赤くなったり、痛みが強まったりしたとき、化膿したとき

（注意）妊婦さんには近づかないで

妊娠8〜20週に妊婦が水痘になると、約2％の確率で赤ちゃんに生まれつきの異常が出ます。

出生5日前から出生2日目までに水痘になった妊婦さんから生まれた赤ちゃんの水痘は、重症になりやすいことが知られています。

20 溶連菌感染症（溶連菌性咽頭炎）

【どんな病気？】••

溶連菌という細菌が喉に感染して、喉の痛みや発熱がみられます。舌にぶつぶつができてイチゴのようになったり、手足や体にか

ゆい発疹ができたり、おなかが痛くなったり、吐いたりすることもあります。

今のところ、世界中でペニシリン系抗生物質が効かない溶連菌は発見されていません。治療により、多くは1〜2日で熱が下がり、のどの痛みも軽くなります。発疹も3〜4日で塗り薬を使わなくても消えていきます。ただし、発疹ができた部分に皮膚の薄皮がむけていくことがあります（図20）。

> **治療**：基本的にはペニシリン系抗生物質を10日間くらい内服します。再発例では14〜20日間内服することもあります。
>
> この系統の抗生物質にアレルギーがある人には、他の抗生物質を使います。
>
> 途中で薬を止めてしまうと再発することがあるばかりか、リウマチ熱（心臓合併症や関節痛など）になることがありますから、必ず指示どおりに最後まで飲むことが大切です。

【ホームケアのポイント】

うつる：家族に同じような症状があれば、受診してください。うつってから、2〜5日で発症します。

食事：のどや口の中が痛くて食欲がなくなることが少なくありま

潜伏期間	抗生物質の服用期間	服用終了以降の期間
2〜4日間	5〜10日間	14〜21日間
	1日	
発症！	登校可能！	服用終了！ 尿検査！

図20 溶連菌感染症の治療の経過

せん。熱いもの、すっぱいもの、塩辛いもの、硬いものなどを避けてください。プリンやゼリーなど冷たくて、のどのとおりがよいものを食べさせてください。

入浴：高熱がなく元気があれば、入浴は問題ありません。

◎登園・登校

抗生物質を飲みはじめてから24時間が過ぎて、熱が下がっていれば、登園や登校はできます。

◎こんなときは、もう一度診察を受けましょう！

・治療開始から3日目になっても高熱が続くとき
・のどの痛みが強く、水分がとれず、ぐったりしているとき
・治療開始から1〜4週間後に、元気がない、おしっこが少ない、おしっこが赤い（血尿がある）、顔（目の周り）がむくんでいるなどの症状が出てきたとき

21 りんご病（伝染性紅斑）

【どんな病気？】‥‥‥‥‥‥‥‥‥‥‥‥‥‥‥‥‥‥‥‥•

パルボウイルスB19に感染してから4〜14日後に"ほっぺ"がりんごのように赤くなるので、りんご病と呼ばれる病気です。太ももや腕には、赤い斑点やまだら模様ができます。発疹（紅斑）は、7〜10日くらいで消えることが多いのですが、長引くこともあります。

熱は出ないことも多く、出ても微熱程度ですが、腰や膝が痛むことがあります。特に、年長児や大人では、痛みが強いことが多い傾

Chapter 4 ● よくある子どもの感染症とホームケア

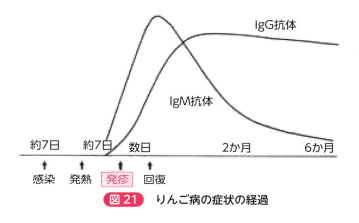

図21 りんご病の症状の経過

向があります（図21）。

治療：パルボウイルス B19 を退治してくれる薬はありません。

【ホームケアのポイント】

入浴：入浴は問題ありませんが、お湯が熱いと発疹の赤みが強くなって長引くことがあり得るので、長湯は避けてください。

運動：発症から1～2か月は、運動することや日光に当たることで、赤い発疹（紅斑）がぶりかえすことがあります。

食事：いつもと同じで問題ありません。

◎登園・登校

発疹が出たときは、人にうつる時期は過ぎていますから、登園、登校は問題ありません。

◎**こんなときは、もう一度診察を受けましょう！**

　・高熱が出たとき

　・かゆみが強くなったとき

　・元気がなくなったとき

22 ヒトメタニューモウイルス感染症

【どんな病気？】..●

　小児期に多いかぜの一種だと考えて良い病気です。主な症状は、咳、ゼーゼーと痰がからむ呼吸音、鼻水などで、1〜2歳に多い病気です。高熱が5〜7日と長く続くことがあります。熱が下がっても咳などの症状が長引くことが多く、治まるまでに2〜3週間程度かかります。春先に流行する傾向があります。

　治療：ヒトメタニューモウイルスを退治してくれる薬はありません。一般的には外来通院で治療できますが、肺炎などを合併すると入院が必要になる場合もあります。病状の変化を見極めることが大切ですから、医師の指示に従って継続的に受診してください。

【**ホームケアのポイント**】..●

　発熱：高熱が続くと不安や心配がつのることでしょうが、解熱薬の多用は控えましょう。

　　　　元気がないときにだけ、最小限で使ってください。

　食事：食事内容の制限はありませんが、便がゆるいときは消化のいいものにしましょう。食欲がない場合は、できるだけ水

Chapter 4 ● よくある子どもの感染症とホームケア

分をしっかりとらせ、好きなものをあげましょう。

呼吸：咳き込んで痰がからんでいる様子があるときは、体を起こして座る姿勢に近い状態で背中をやさしくたたいてあげると、痰が出しやすくなります。

入浴：高熱がなく、ぐったりしていないのであれば、入浴は短時間でさっと汗を流しましょう。

◎登園・登校

熱が下がって、ゼーゼーという呼吸音がなく、食事がいつもと同じようにできていれば、登園や登校をしても問題ありません。

◎こんなときは、もう一度診察を受けましょう！

・胸やお腹をペコペコさせて息をしているとき

・肩で息をしているように見えるとき

・ゼーゼー、ヒューヒュー音が強く、息が苦しそうなとき

・咳き込みがひどく、眠れないとき

・水分がとれず、ぐったりしているとき

23 RS ウイルス感染症

【どんな病気？】

RS ウイルスが感染して発症する病気です。鼻水が 2〜3 日続いた後、急にゼーゼーするようになり、呼吸が苦しそうになったり、哺乳ができなくなったりすることがあります。

症状は、5〜7 日でピークを過ぎますが、咳が収まるまでには 2〜3 週間かかることも少なくありません。

93

生後 6 か月未満の赤ちゃん、早産児、生まれつき心臓や肺に病気がある赤ちゃんなどは重症になりやすい傾向があり、予防接種を受けるように医師が推奨することがあります。

治療：RS ウイルスを退治してくれる薬はありません。一般的には外来で治療可能ですが、哺乳できない場合や酸素の取り込みが悪い場合には入院が必要になります。病状の変化を見極める必要があり、医師の指示に従って継続的に受診してください。

【ホームケアのポイント】………………………………………………●

発熱：高熱が続くと不安や心配がつのることでしょうが、解熱薬の多用は控えましょう。
元気がないときにだけ、最小限で使ってください。

水分：赤ちゃんは、少量ずつこまめに何度も哺乳させてあげましょう。母乳やミルクで、できるだけ水分をしっかりとらせてください。

加湿：部屋が乾燥しないように加湿しましょう。

鼻水：鼻が詰まって苦しくならないように、鼻水を鼻吸い器などで取り除いてください。

呼吸：咳き込んで痰がからんでいる様子があるときは、体を起こして座る姿勢に近い状態で背中をやさしくたたいてあげると、痰が出しやすくなります。座っている姿勢に近くなるようにして抱き上げることも有効です。

入浴：高熱がなく、ぐったりしていないのであれば、入浴させて、汗を流しましょう。

Chapter 4 ● よくある子どもの感染症とホームケア

◎**登園・登校**

　熱が下がって、元気でゼーゼーする呼吸音がなく、食事や哺乳が普段と同じくできていれば登園。登校は問題ありません。

◎**こんなときは、もう一度診察を受けましょう！（救急受診が必要です）**

　・胸やお腹をペコペコさせて息をしているとき

　・鼻の穴をペコペコさせて息をしているとき

　・肩で息をしているように見えるとき

　・顔色が悪く、元気がないとき

　・母乳やミルクの飲みが悪いとき

24　繰り返すかぜ（風邪）

　保育所や幼稚園などで集団生活に参加するようになると、毎月のようにかぜをひく子は少なくありません。「うちの子は弱いの？」「どうして？」と心配する保護者も少なくありません。かぜのほとんどは自然治癒しますが、1回かぜをひくと治るまでに14〜21日程度はかかることが普通で、治るころにまた、別のかぜをひくことを繰り返しているからです。鼻かぜウイルス（ライノウイルス）だけでも100種類を超えるいろいろなウイルスがいます。季節性コロナウイルス（新型コロナウイルスよりはるかに昔からいるウイルス）もたくさんの種類があります。小さな子どもたちの集団では、さまざまなウイルスによるかぜが流行します。かぜの流行は抑制することが難しく、かぜをひいている子がいない保育所や幼稚園のほうが珍しいくらいです。何度もかぜをこじらせて入院するよう

なことがなければ、詳しい検査をする必要はありません。保育園や幼稚園でかぜを繰り返しても、ほとんどの子は小学校に入学すると次第にかぜをひきにくくなります。これは、かぜを起こすウイルスに対する自然免疫が成長とともに獲得されるからだと考えられています。

【ホームケアのポイント】································●
- ・鼻水や咳が出ていても、元気で食事や睡眠に問題がなければ様子を見ていても大丈夫です。鼻水が原因でよく眠れないときは、寝る前に鼻水を吸い取ってあげてもいいでしょう。
- ・2歳ごろから、手洗いや鼻かみを練習させましょう。
- ・元気なら、入浴の制限は不要です。

◎こんなときは、もう一度診察を受けましょう！
- ・元気がなく、機嫌が悪いとき
- ・熱が長引くとき
- ・夜の咳き込みが増えるとき
- →これらの症状がある場合、肺炎や中耳炎の合併があり得るため、受診してください。

25 迅速検査

【迅速検査って、何ですか？】································●
　感染症になったとき、血液検査や培養検査といった従来からの方法で詳しく調べるには、数時間～数日かかることが普通で、血液検査を2回以上繰り返す必要があることもあります。それに対して、

鼻水やのどの分泌液、便などを使って、原因を数分〜数十分で調べる方法を迅速検査といいます。

【どんな迅速検査がありますか？】

いろいろな迅速検査がありますが、ここでは代表的なものを挙げておきます。

- 溶連菌（のど）
- インフルエンザウイルス（鼻）
- RS ウイルス（鼻）
- ヒトメタニューモウイルス（鼻）
- アデノウイルス（のど、便、目）
- ノロウイルス（便）
- ロタウイルス（便）
- 新型コロナウイルス（鼻）

【どんなときに検査をしますか？】

感染症の診断は、症状の変化や診察によって行えることが多く、検査が必要になる感染症はあまり多くはありません。診断が難しいときや、感染を流行させないようにすぐ診断する必要があるときは、迅速検査を行います。例えば、インフルエンザの多くは、ベテラン医師ならのどを診ただけで、かなりの確率でインフルエンザであると正しく診断することができますから、多くの場合は確認のために検査を行うことがある程度です。

迅速検査は、あくまでも医師が必要だと判断した場合に行うべき検査であり、迅速検査を受けることだけを目的とした受診は医療費のムダ遣いであり、控えるべきです。

迅速検査はすべて保険適用がある（健康保険が使える）とは限りません。年齢などによって保険適用がない（健康保険が使えない）ものもあります。

【注意点はありますか？】

迅速検査では、陽性か陰性かの判定が出ます。しかし、検査を行うタイミングや綿棒を使った検体の取り方によっては、陰性であっても細菌やウイルスがいること（ニセの陰性）もあれば、陽性であっても細菌やウイルスがいないこと（ニセの陽性）があります。つまり、検査結果はいつでも正しいわけではありません。

そのため、検査結果だけを鵜呑みにすることなく、症状の経過と診察所見をもとに医師は最終診断を行います。

【コラム】写真でインフルエンザがわかる AI 診断と新しい抗原検査キット

インフルエンザや新型コロナウイルスの迅速検査を受けて、綿棒を鼻の中に挿入されてつらい思いをしたことがある人は少なくないでしょうね。そこで綿棒を使わずにインフルエンザである可能性が高いかどうかを診断する方法が開発されました。

それが、AI を駆使した日本発の「新医療機器」であり、2022 年 4 月 26 日に製造販売が承認されたアイリス株式会社の nodoca® です。今日では、インフルエンザの検査として保険適用が認められています。問診と喉の写真でインフルエンザである可能性を判定する検査ですから、綿棒を鼻の中に入れることはありません。ですが、専用のカメラの口径が 2.5 cm と大きいことから〝小児の口腔写真を撮るのに適しているとは言

Chapter 4 ● よくある子どもの感染症とホームケア

えない可能性"を指摘する意見もありました。確かに、小さな子は怖がって口を大きくあけることは難しい子も少なくありませんね。今は改良されて小型カメラになっています。

　他方、鼻の中に綿棒を1回入れるだけで、一度にたくさんの病原体がいるかどうかを調べることが可能な迅速検査機器も開発され、健康保険の適用が認められています。

　1回だけ鼻腔に綿棒を挿入して検体を採取して、1度で4種類の細菌感染症と多種類のウイルス感染症をPCR法によって検出できる「BioFire　SpotFire R パネル®」が、その検査機器です。2023年に登場したこの検査機器による検査結果が出るまでに約15分です。新型コロナウイルス、インフルエンザウイルス、季節性コロナウイルス（昔から知られている普通のコロナウイルス）、パラインフルエンザウイルス、アデノウイルス、ヒトメタニューモウイルス、RSウイルス、ライノウイルス、エンテロウイルスおよび肺炎マイコプラズマ、肺炎クラミジア、百日咳菌、パラ百日咳菌の検出が可能です。それぞれのウイルスの詳しい分類別検査はできませんが、臨床症状と検査結果から医師による推定はある程度可能です。ただし、インフルエンザウイルスはA型とB型の区別はできません。子どもの感冒症状や胃腸炎症状の原因あるいは成人の筋痛症の原因となり得るパレコウイルスとその型判別には対応していないことや複数のウイルスが同時に陽性となった場合はニセの陽性と考えられますが、ベテラン医師にも検査結果の解釈が難しいという欠点もあります。

　1回の検体採取でいろいろ同時に検査できる便利さが良い、綿棒による患者の負担も増えないという理由で全国の小児科クリニックを中心にこの機器の普及が進んでいるようです。

◀ Chapter ▶

 子どものいろいろな病気

> 1 子どもの頸やわきなどにふれるグリグリした
>   もの（リンパ節腫脹）

【どんなものですか？】

　首のまわり、わきの下、脚のつけ根、後頭部、耳の後方などに触れることがあるグリグリとしたものです。お風呂などでたまたま触れることに気づく保護者も少なくないようです。

　指先で触れるとコロコロと豆のような感触がすることが多いです。数は一つだけのこともあれば、いくつか触れることもあります。悪い病気ではないか、と心配される方が少なくありません。

・グリグリの正体は？

　リンパ節が触れているだけです。全身にリンパ節が血管と同じように分布していて、周囲に病気を起こすバイ菌や病気の原因になる悪い細胞がいないかを監視して、発見しだい、それを体から排除しようとする機能を持っている組織がリンパ節です。つまり、リンパ節は体を守る大切な組織です。なんらかの理由で体を守る働きを活発に行っているときは、普段は触れない小さなリンパ節が大きくなって触れるようになります。

Chapter 5 ● 子どものいろいろな病気

・放置していても大丈夫ですか？

最初に気づいたときの大きさを覚えておいてください。2～3週間しても大きくならないリンパ節は、心配する必要はありません。

・どんなときに、リンパ節は腫れますか？

腫れているリンパ節の近くに、傷、湿疹、あせも、おできがあることが多い傾向にあります。それらが治れば、リンパ節も徐々に小さくなっていきます。

また、免疫力が発達するときにも腫れることがあります。

◎こんなときは、診察を受けましょう！

- ・グリグリがだんだん大きくなるとき
- ・気づいた場所だけではなく、他の場所も腫れてきたとき
- ・石のように硬いグリグリが触れるとき
- ・熱が続くとき
- ・寝汗をかくようになったとき
- ・体重が減ってきたとき
- ・どこにもぶつけていないのに、青たん（内出血）や鼻血が出るとき
- ・手または足を痛がるとき

② IgA 血管炎

【どんな病気？】

異常な免疫反応によって細い血管の壁が壊れやすくなって出血する病気です。脚や腕に赤紫色の紫斑と呼ばれる斑点がたくさん出た

り、強い腹痛が起きたり、血便が出たりすることがあり、関節の痛みや腫れ、手足のむくみなどの症状があります。

1か月くらいでよくなることが多いのですが、繰り返すこともあります。

この病気は、以前は血管性紫斑病、ジューンライン・ヘノッホ病、アレルギー性紫斑病などいろいろな名前で呼ばれていましたが、血管壁に異常な IgA 抗体を含む蛋白質が沈着することで発病することがわかり、現在は IgA 血管炎という病名に統一されています。

治療：強い腹痛や血便がある場合や腎炎がある場合は入院が必要です。

・**紫斑**：安静が大切で、特別な薬はありません。

・**関節痛**：安静と鎮痛薬

・**腹痛**：ステロイド（飲み薬、注射）

※ステロイドを怖がる人がいますが、正しく使用すれば怖がる必要はありません。

【ホームケアのポイント】

安静：症状がよくなるまでは、医師の指示に従って安静を保ってください。

食事：腹痛や血便がない場合は、いつもと同じ食事をとらせてください。

入浴：元気があれば、入浴は問題ありません。

Chapter 5 ● 子どものいろいろな病気

◎腎炎について

　紫斑が出てから、尿検査で血尿や蛋白尿の存在が明らかになり、腎炎を合併していることがわかる例がありますが、多くは自然に治ります。しかし、一部に悪化する場合があり、注意深く経過観察する必要があり、医師の指示に従って長期通院する必要があります。

◎登園・登校

　医師の許可があるまで、欠席してください。

※こんなときは救急受診をしてください

　　・強い腹痛があるとき
　　・陰嚢に痛みがあるとき

※定期受診

　症状がなくなっても、尿検査などで経過を診る必要があり、少なくとも半年は医師の指示に従って、定期的に通院してください。

3　川崎病

【どんな病気？】

　5日以上の高熱が続き、機嫌が悪くなり、元気がなくなります。目が赤く充血し、唇や舌が赤くなり、体にいろいろな形の発疹が出ます。手足がむくんだようになり、手のひらや足のうらが、赤くなります。首のリンパ節がグリグリと触れるようになったり、BCGを接種したところが赤くなったりすることもあります。

　ただし、病初期からこれらの症状がすべて揃うわけではありませ

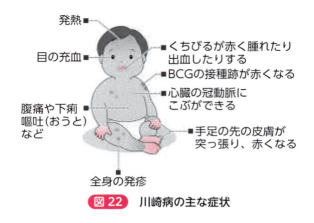

図22　川崎病の主な症状

ん。そのため、発症してから5～7日目になってようやく診断されることも少なくありません。

　治療：入院して治療をします。心臓に障害が生じることがありますから、入院中から繰り返し心臓の検査が行われます。

◎**こんなときは、診察を受けましょう！**
　高い熱で発症することが多い病気ですが、初めは川崎病であるとわからないことがあります。ですから、医師の指示どおりに定期的に再診してください。また、指定された日になる前に、新しい症状が出てきたときは早めに受診してください。また、元気がなくなったりするときも、早めに受診してください。

◎**原因はなんですか？　家族にうりませんか？**
　川崎病の原因はわかっていません。うつる病気ではありません。不思議なことに新型コロナウイルス感染症の流行に伴って川崎病は

Chapter 5 ● 子どものいろいろな病気

激減したと報告されていますが、その本当の理由は不明ですが、抗生物質の無駄な使用が減ったことが原因だと考える研究者もいます。

◎珍しい病気ですか？

日本では毎年2万人近くの子どもが川崎病になっており、日本では珍しい病気ではありません。欧米でもよく知られている病気で、川崎病またはMCLSという病名が使われています。インドにもある病気で、筆者は中国でインド人女子の川崎病の診療に携わった経験があります。ほぼ世界中にある病気だと考えてよいと思います。

4 斜視

【どんな病気？】

いわゆる「寄り目」のことです。目が内側に寄っている場合を内斜視、外側に寄っている場合を外斜視といいます。

いろいろな原因がありますが、多くの場合は目を動かす筋肉や神経の異常によるものか、遠視によるもので、眼科的治療を早期に行えばよくなります。

斜視は弱視のような視力障害の原因になるものとならないものがあります。

◎乳児内斜視

生後6か月以内に発症する内斜視ですが、脳の病変の合併はありません。

強い内斜視のことが多く、早期に斜視手術を行います。

◎偽内斜視

　赤ちゃんは、本当は内斜視ではないのに、一見すると内斜視があるように見えることがあります。これをうその内斜視という意味で、偽内斜視といいます。その原因は、赤ちゃんは目と目の間（鼻の根もと）の皮膚が広く、平たいために内斜視のように見える現象です。

　目と目の間の皮膚をつまんで、内側の白目を隠している皮膚をよけると、斜視ではないことがわかります。

◎調節性内斜視

　遠視が原因で生じる内斜視のことです。2〜3歳のときに内斜視が生じることが多く、完全矯正眼鏡を使って治療します。眼科での治療が必要です。

◎間欠性外斜視

　両目でしっかり見ているときもあるのに、疲れたときや眠いときなどに片方の目の視線が外へはずれて視線が合わなくなることがあります。この現象を間欠性外斜視といいます。意識していると斜視にはならないという特徴があり、視力障害の原因にはなりません。

　自覚症状が強い場合は、手術が必要な場合もあります。子どもの目に詳しい眼科医を受診するようお勧めします。

Chapter 5 ● 子どものいろいろな病気

5 中耳炎（急性中耳炎と滲出性中耳炎）

◎**急性中耳炎**

【**どんな病気？**】

　鼓膜の奥にある中耳に細菌やウイルスが入って炎症が起こる病気です。

　かぜをきっかけに起こることが多く、耳を痛がったり、熱が出たり、耳だれが出たりします。

治療：鼓膜を観察して重症度を判定して治療法を決めます。必ずしも抗菌薬や鼓膜切開が必要になるとは限りません。抗菌薬はペニシリン系抗生物質が第一選択薬です。大切なことは、数日ごとに診察を受けて鼓膜を観察してもらい、処方された薬を自己判断で勝手に止めないことです。

【**ホームケアのポイント**】

鼻水：鼻水が多いときには、家でこまめに吸い取ってあげましょう。

入浴：鼓膜が破れているときは、入浴時に耳の中に水が入らないように注意しましょう。

◎**登園・登校**

　痛みや熱がなければ、問題ありません。人にうつる病気ではありません。ただし、プールは医師の許可をもらってからにしましょう。

107

◎滲出性中耳炎

【どんな病気？】……………………………………………●

　鼓膜の奥に液体が溜まりっぱなしになる病気です。聞こえにくかったり、耳が詰まった感じがしたりします。熱や痛みはありません。

治療：自然によくなることもしばしばありますが、進行して聞こえなくなる例もあります。難聴の程度や鼓膜の状態などによって薬を飲んだり、鼓膜を切開したり、チューブを入れたりします。いずれにせよ、治療には何か月もかかることが多く、途中であきらめずに完全に治るまで通院することが大切です。

---

⑥　鼻血

　鼻血は子どもには多く、その多くは軽症でほとんどの鼻血は自宅で止めることが可能です。多くの場合、5～15分で止まります。鼻をいじったり、引っかいたり、指を入れたり、すすったり、かぜをひいたり、空気が乾燥しても鼻血が出ます。アレルギー性鼻炎でも鼻血が出ることがあります。

　→鼻血がのどに流れこまないようにうつむかせて、鼻の骨がない柔らかな部分を10分間しっかり指でつまみます。10分間は力を緩めないでください。これで止まらないなら病院へ行きましょう。口の中の出血は病院へ行くべきです。

Chapter 5 ● 子どものいろいろな病気

7 扁桃肥大・アデノイド肥大

【どんな病気？】‥‥‥‥‥‥‥‥‥‥‥‥‥‥‥‥‥‥‥‥‥‥‥‥‥‥‥●

　扁桃やアデノイドがいくらか大きくても特になんら症状は出ず、病気ではありません。ただし、極端に大きい場合は眠気が出ますから、その場合は診察を受けたほうがよいでしょう。

◎扁桃肥大

　扁桃の成長・発達は個人差が大きく、3〜4歳ごろから大きくなり始め、免疫の発達に関与します。5〜7歳ごろに最大になります。そして、中学生ごろになると、大人のように小さくなります。扁桃が大きくなりすぎると口呼吸をするようになり、寝ているときにいびきをかいたり、息が止まったりすることがあります。これを睡眠時無呼吸といい、熟睡できない原因となり、昼間に眠気が出て集中力が落ちることも少なくありません。したがって、このような症状がある場合は耳鼻科で診察を受け、必要な治療を受けることが必要です。睡眠時無呼吸がひどい場合には、扁桃摘出手術が必要になることもあります。扁桃炎が生じて発熱を何度も繰り返したり、食事がのどにつかえたり、飲み込みにくいときも耳鼻科で診察を受けましょう。

◎アデノイド肥大

　アデノイドは、喉の奥と鼻の奥の境界付近にある扁桃の仲間の組織です。生後から徐々に大きくなり、免疫の発達に関与します。個人差が大きく、4〜6歳で最大になります。大きくなりすぎると、鼻声やこもった声になり、哺乳障害を起こし体重増加不良につなが

ることもまれですが、あり得ます。これらの症状がある場合は、口
の中を覗いても見えませんから、耳鼻科で診察を受けないと状態は
わかりません。なお、さらにひどくなると、口呼吸になったり、寝
ているときにいびきをかいたり、息が止まったりする睡眠時無呼吸
になることもあります。中耳炎や副鼻腔炎がなかなか治らない原因
にもなります。このような場合にも耳鼻科での診察を受けることを
お勧めします。

8 無害性心雑音

【どんな病気？】

　無害性心雑音は心臓から聞こえる雑音ですが、病気とは関係はあ
りません。まずは、安心してください。その名のとおり、人体には
まったく無害なものです。心臓は全身に血液を送り出すポンプとし
ての働きをしています。聴診器をあてると、ドックンドックンと規
則正しい心音と呼ばれる音が聞こえます。この心音以外に聞こえる
音が心雑音と呼ばれています。

　心臓は4つの部屋からできています。この4つの部屋を隔てて
いる壁に穴がある病気のときに聞こえる心雑音が代表的な病的心雑
音です。部屋の壁に隙間がある病気の場合にも病的心雑音が聴こえ
ます。

　無害性心雑音は、病気がないのに聴こえる心雑音です。日によっ
て、あるいは、姿勢によって聴こえることも聴こえないこともあり
ます。

110

Chapter 5 ● 子どものいろいろな病気

【無害性心雑音と病的心雑音はどうやって区別しますか？】…………●

　注意深く聴診器を使って音を聞くと、病的心雑音か無害性心雑音かを判別することは医師なら可能です。ただし、微妙な違いがはっきりしない場合は心電図や心エコーなどの検査が必要になったり、心臓病の専門科（小児循環器医）の診察が必要になったりすることもあります。

【日ごろ気をつけることはありますか？】……………………………●

　無害性心雑音は、病気とは無関係ですから、気をつけることは特にありません。日常生活にも制限はありません。

⑨　あせも（汗疹）

【どんな病気？】………………………………………………………●

　汗の出口がふさがって腫れてしまったものです。首のまわり、額、胸、背中など汗が出やすいところに多く見られます。

【ホームケアのポイント】…………………………………………●

　汗をかいたときの対処法：

　・汗を吸いやすい素材の下着を着せます。

　・汗がたくさん出たら、こまめに着替えさせます。

　・お風呂やシャワーで汗を流し、清潔にします。

　涼しくする：

　・エアコンを使い、汗をかかない適度な室温に調整します。
　　夏は 25〜28℃、冬は 18〜22℃が良いといわれています。

111

・冷やし過ぎないように注意して、扇風機を使う方法も有効です。

薬を塗る：
小児科や皮膚科で処方された薬を指示どおりに塗りましょう。

◎**こんなときは、もう一度診察を受けましょう！**
　・ぶつぶつの赤みが強く、どんどん広がっていくとき
　・皮膚がただれているとき
　・かゆくてかきむしりがひどいとき

◎**汗をかく理由**
　汗をかくのは体温調節機能が体に備わっているためです。暑さや寒さといった温度変化に対応できる丈夫な体をつくるためには、汗をかくことも必要です。汗をかくのは異常ではないと考えてください。

⑩ 水イボ（伝染性軟属腫）

【どんな病気？】
　イボウイルス（パルボウイルス）が皮膚に感染することでできる、白くて丸い小さな光沢のあるイボです。つぶすと白いかたまりが出てきます。この白いかたまりの中にウイルスがたくさん含まれていて、皮膚につくとうつります。
　水イボには痛みもかゆみもありません。しかし、アトピー性皮膚炎や乾燥肌などのかゆみがある皮膚の場合は、かゆみが強くなって

Chapter 5 ● 子どものいろいろな病気

かきこわしてしまい、どんどん広がってしまうこともあります。

治療：

1）ピンセットでつまんでつぶしたり、液体窒素などで焼いたりすることもありますが、確実な治療法ではなく、何度も繰り返すことが多いことがわかっています。これらの治療の前に痛み止めの塗り薬やテープを使うこともありますが、それによってアレルギーを起こす可能性があり、また、アレルギーが起きなくても痛みが完全にとれるわけではありません。つぶしたり、焼いたりした跡が皮膚にいつまでも残ることもあります。痛み止めのテープは、もともと注射の痛みを和らげるために開発されたものであり、水イボ治療のために開発されたものではなく、適応外使用になるので安全とはいえません。

2）はとむぎ茶や漢方薬のヨクイニンを使うこともありますが、効果には個人差があり、誰にでも確実に効果があるとはいえません。

3）1～3年放置して自然に治るのを待つ。イボがキノコ状にゆっくりと変化し、急に消えてしまうこともあります。"入浴後に突然なくなっていました"と言われるお母さんも少なくありません。仕上がりが一番美しい対応方法です。

【ホームケアのポイント】……………………………………………●

爪きり：かきこわさないように、こまめに爪を切っておきましょう。

入浴：普通に入浴してかまいません。家族間でのタオルの共有は

避けてください。

スキンケア：入浴後や起床時に保湿剤を塗って皮膚が乾燥しないようにしてください。

ただし、過剰に保湿剤を塗るとかえって水イボが広がることがあります。

プール：普通に入って問題ありません。プールの水で他の人にうつりません。また、確実な証拠はありませんが、浮き輪やビート板の共有でうつるという説がありますから、共有は避けたほうがよいでしょう。

◎登園・登校

問題なく普通に登園・登校できます。

◎こんなときは、もう一度診察を受けましょう！

・ひっかいた部分が化膿したとき
・水イボの周りに発疹ができてかゆいとき

11 とびひ（伝染性膿痂疹）

【どんな病気？】

すり傷やあせも、湿疹などに細菌が感染して水ぶくれができる病気です。水ぶくれをかきこわした手で他の場所をかくと、そこにも水ぶくれが「とびひ」します。かさぶたを伴った膿があちこちに広がるので、伝染性膿痂疹という正式名称がついています。

治療：

１）抗菌薬を服用して体の中から細菌をやっつけます。医師の指示に従って最後まできちんと服用するようにしてください。

２）塗り薬：症状が軽い場合は抗菌薬が入った軟膏を塗るだけにすることもあります。医師の指示に従って毎日決まった回数塗ってください。

【ホームケアのポイント】……………………………………………●

・**入浴**：シャワーで石けんを使って体の汚れを洗い流しましょう。指示がある場合は、シャワーの後で、塗り薬を塗りましょう。

・**手を清潔に**：爪を短く切り、毎日朝、昼、夜、寝る前の４回は石けんで手を洗いましょう。

◎登園・登校

とびひが、乾燥していれば問題なく登園や登校は可能です。ジクジクしている部分をガーゼなどで完全におおい隠すことができれば、完全に隠した状態で登園や登校して問題ありません。ただし、プールは完全に乾燥するまでは控え、医師と相談して決めてください。

◎こんなときは、もう一度診察を受けましょう！

・熱が出たとき

・治療を始めて２日が過ぎても、水ぶくれが減らないか、増えるとき

・顔や体がはれたり、眼が充血したりしてきたとき

⑫ じんましん（蕁麻疹）

【どんな病気？】･･●

　蚊に刺されたときのように皮膚の表面が盛り上がり、多くの場合にかゆみがあります。赤みが強い場合や腫れが強い場合もあり、かゆみの強さもさまざまです。できる場所や形、大きさもさまざまで、急に出てきては数時間で消えることもしばしばあります。

　原因：以前はアレルギーだと考える人が多くいましたが、実際にはさまざまな原因があり、検査をしても原因が不明なことも多く、起こしやすい体質があって、かぜや疲労などをきっかけに起こると考えられています。その他に、主な原因として以下のようなものがあると考えられています。

じんましんの主な原因
　・食べ物や薬など（食べたり飲んだりしてから、およそ2時間以内に起こる）
　・「暑い」「寒い」など環境、皮膚への直接的な刺激、発汗など
　・動物、植物、衣類や石けんなど皮膚に触れたもの
　・原因がわからない体質的なもの

　※じんましんが出たときの状況から原因が推定できる場合がありますから、食べたり飲んだりしたものやその時間、じんましんが出た時間、温度の状況、運動などによる発汗状況あるいは服

装や石けんの使用など、気づいたことを記録しておくと役立つ可能性があります。

【ホームケアのポイント】

・**薬**：かゆみ止めの薬を飲みます。塗り薬は、ほとんど効果はありません。繰り返すじんましんでは、飲み薬を一定の期間は連用する必要がある場合もあります。医師の指示に従って飲んでください。

・**冷やす**：最もかゆい場所を冷たいタオルなどで冷やすとかゆみが軽くなります。

・**入浴**：症状がある場合は、ぬるめのお湯で短時間の入浴にしましょう。

・**運動**：症状がある場合は控えましょう。

◎こんなときは、もう一度診療を受けましょう！

・ゼーゼーと苦しそうなとき→早めの受診が必要です

・吐いたり、腹痛があったりする場合→なるべく早く受診してください。

・ぐったりしているとき→早めの受診が必要です

・かゆみがどんどんひどくなったり、皮膚の盛り上がりがひどくなったり、赤みが強まっていくとき→なるべく早く受診してください

13 しもやけ（凍瘡）

【どんな病気？】

　手や足の指にできやすい病気ですが、耳たぶなど全身の皮膚にできる可能性はあります。寒さに繰り返しさらされることで、皮膚の細い血管の血のめぐりが悪くなることで、皮膚の代謝が低下して炎症が生じる病気です。皮膚が赤くなったり、紫色になったりします。かゆみや痛みを伴うこともあり、厳しい寒冷地や治療を怠ったときなどでは、悪化して皮膚が壊死（血流が低下して皮膚の組織が死んでしまうこと）が起きることがあり得ます。

【ホームケアのポイント】

- **温める**：手足が冷たくならないように手袋や靴下などで温めます。部屋の温度も低くならないよう適切な暖房をしましょう。

- **マッサージ**：温かいお湯に手や足を5〜10分間つけます。水分を十分に拭き取ってから、手のひらや指先を使ってマッサージしてください。血行促進剤であるヒルドイド®のクリームや軟膏を使ってマッサージすることも有効ですから、医師がしもやけ治療薬として処方することがあります。指示に従ってマッサージしながら患部に塗布してください。ヒルドイド®はもともと“しもやけの薬”として開発された血行促進剤です。

- **予防**：きつい靴や足首を締め付けるような靴下は避けましょう。塗れた靴や靴下、手袋を使用することは避けてください。ぬれた皮膚に冷気があたるとしもやけが起こりや

すくなります。

◎こんなときは、もう一度診察を受けましょう！

・2週間経ってもよくならないとき

・しもやけが、どんどん広がるとき

・痛みがひどいとき

・患部の皮膚の色が茶色や黒ずんだ色になったとき

・しもやけの周囲の皮膚に熱感があるときや赤みが強くなったとき

◎こういうことはやめましょう

　軟膏やクリームあるいはローションなどがあるヒルドイド® は、保湿剤として処方される例が少なくありませんが、本来はしもやけを治療するための局所皮膚の血行促進・改善薬として開発された薬剤です。副作用として皮膚炎や色素沈着、かゆみの原因になることがあり、妊婦や授乳中のお母さんに対する安全性は確立していません。美容雑誌などで副作用を無視して保湿作用があるとしてもてはやされ、子どもの名前で皮膚科や小児科で大量に処方してもらい、子ども医療公費補助の利用によって実質無料で手に入る美容液として全国のお母さんたちが自覚のない不正使用者になっているという実態があり、令和6年10月から厚生労働省がヒルドイド® を公費医療負担の対象から外し、処方制限や自己負担金を課すことにしました。不正使用は保険診療を圧迫し、未来の子どもたちの経済的負担になります。そして、お母さんが不正使用して、副作用のために顔に皮膚病がある老婆になることは避けましょう。

14 しらみ（アタマジラミ）

【どんな病気？】

　アタマジラミは頭髪につくシラミという害虫の仲間です。頭がかゆくなり、髪の毛に白い卵があれば、アタマジラミの可能性があります。集団生活でうつりやすいとされ、遊んでいても髪の毛が触れあうだけでうつりますから、誰でもアタマジラミに感染する可能性があります。不潔が原因だと誤解している人がいますが、不潔は原因ではありません。

治療：

1）フェノトリンという殺虫剤を含むシャンプーであるスミスリン® を3日に1回、合計3～4回使って頭を洗います。

2）専用のクシを使って卵をすきとる方法も併用します。リンスを専用のクシにたっぷりとつけて根本から毛先の方向に向かってすきます。逆方向にすくと効果がありません。頭全体をすきますが、特に耳の後側や後頭部は念入りにすきましょう。1回髪の毛をすくと、必ずクシをお湯ですすいでください。

【ホームケアのポイント】

寝室：子どもと一緒に寝ても問題ありません。ただし、必ずふとんは、分けましょう。

　　　ふとんやシーツを介して感染が広がることがあります。

シラミは熱に弱い：シラミは60℃以上のお湯に5分以上つけると完全に死んでしまいます。

Chapter 5 ● 子どものいろいろな病気

シーツやふとんカバー、枕カバーなどは熱湯消毒するか、アイロンをかけるとよいといわれています。

兄弟：兄弟や家族の髪の毛にも卵がないか確認しましょう。

◎**登園・登校**

治療を始めれば登校・登園できますし、プールにも入れます。ただし、ヘアゴムやブラシ、タオルなど頭に使うものは共有しないでください。

15 軽度の血尿・蛋白尿

【どんな病気？】

3歳児健診や学校健診あるいは幼稚園や保育所の健診では尿検査を行います。この尿検査で軽い血尿や軽い尿蛋白を指摘される子は少なくありません。この検査は早期に腎臓病を発見するために行われています。そのため、問題のない血尿や蛋白尿も異常がある、疑いがあると指摘されます。

・**ほとんどは数年以内に治まります**

根気よく定期的に通院して検査を受けることが大切です。血尿や蛋白尿の程度が強くなり、さらに詳しい検査や治療が必要になることもまれにはありますが、ほとんどの子は数年で成長とともに問題がなくなります。また、蛋白尿の程度が悪化しても、検査によって病気ではない体質的な蛋白尿だとわかる例も少なくありません（体質的な蛋白尿として起立性蛋白尿があります。下記を参照のこと）。

・定期的な尿検査が必要になります

　初めて血尿や蛋白尿が見つかった場合、血液検査やエコー検査（超音波検査）が必要なこともあります。これらの検査に異常がなければ、それ以降は定期的に尿検査を行って血尿や蛋白尿の程度の変化を観察します。

・生活制限は不要です

　軽度の血尿や蛋白尿では、保育園や幼稚園での生活や学校生活には制限は不要です。必要な場合には医師が生活管理指導表を書いてくれますから、その表に従った生活をさせるようにしましょう。医師の指導がなければ、家庭でも食事や運動を制限する必要はありません。

◎起立性蛋白尿

　別名を体位性蛋白尿といいます。立ったり、腰を曲げたり、姿勢を換えることで尿中に蛋白質が漏れる特異体質であり、腎臓病とは関係がありません。希薄基底膜症候群とも呼ばれることがあり、家族性にみられることも少なくないことが知られています。病気ではないので、治療も食事制限も運動制限も必要ありません。

◎こんなときは、もう一度診察を受けましょう！

・顔や足がむくむとき

・赤い尿が出たとき

・だるそうにして元気がないとき

Chapter 5 ● 子どものいろいろな病気

16 尿路感染症

【どんな病気？】..●

尿の通り道（尿路）に外陰部から大腸菌などの細菌が侵入してきて起こる感染症が尿路感染症です。膀胱炎では、排尿痛や頻尿が特徴的な症状です。腎盂腎炎（じんうじんえん）の場合は、高熱や不機嫌などの症状がみられることが多いという特徴があります。

小さな子どもほど症状がはっきりしないことが多く、診断が難しい病気です。診断には尿検査が必要です。

治療：

膀胱炎の場合、抗菌薬を 3〜7 日（平均 5 日程度）服用します。

腎盂腎炎：重症度が高いため、入院治療が必要になることが多く、通常 1〜2 週間の抗菌薬の点滴や内服を行います。しっかり治療することが大切です。

【ホームケアのポイント】...............................●

水分摂取：いつもより多めに水分をとらせましょう。体内の細菌をおしっこで洗い流すような気持ちで多めに水分を与えましょう。

排尿：尿意を我慢させない。女の子は排便や排尿後の拭き方（前から後ろへ）にも注意して指導してください。

◎尿路感染症の再発防止

尿路に異常があると尿路感染症を再発しやすくなります。そのため、必要に応じて治癒後に詳しい検査を行うことがあります。医師

の指示に従って検査を受けてください。

　便秘があると、尿路感染症が起こりやすいことが知られています。ひどい便秘がある場合には、医師に相談してください。

⑰　陰嚢水腫・停留精巣（睾丸）

【どんな病気？】……………………………………………………… •

◎陰嚢水腫

　精巣（睾丸）を包んでいる膜の中に水がたまって、陰嚢が腫れます。痛みはありません。

　治療：

　自然治癒を待つ：多くの場合は、半年〜1年程度で自然に水が吸
　　　　　　　　　収されていつの間にか治ります。

　手術：1年経っても大きいまま、あるいは、だんだん大きくなる
　　　　とき、鼠径ヘルニアが合併している場合は、手術が必要な
　　　　場合があります。

◎停留精巣

　胎児の精巣はお腹の中にありますが、生まれる前に陰嚢の中まで下がります。ときには、精巣が下りてくる途中で止まってしまうことがあり、それが停留精巣（睾丸）です。

・お風呂で診断

　停留精巣のように見えても、お風呂に入って体が温まると、陰嚢の中に精巣が下りてくることがあります。この場合は、将来的に自

Chapter 5 ● 子どものいろいろな病気

然に普段から下りた状態になりますから、特に心配はありません。

　　注意事項：1歳を過ぎても陰嚢の中に下りてこない場合は、必
　　　　　　ず小児科か泌尿器科の医師に相談してください。積極的な
　　　　　　治療が必要です。

18 精巣捻転

【どんな病気？】･･●

　陰嚢の中で、精巣がねじれて血液の流れが途絶えてしまう異常を
いいます。ものすごく強い痛みが生じ、神経の反射により嘔吐する
こともあります。

　数時間で精巣がこわれてしまうので、泌尿器科への緊急受診が必
要です。通常は緊急手術を行って治療する必要があります。

　陰嚢が痛いとは言わず、お腹が痛いと表現する子もいます。恥ず
かしがって、陰嚢が痛いといえない子もいますから、「一番痛いと
ころを、指で教えて」などと繰り返し聞いてみてください。激しい
痛みを感じている様子があれば、迷うことなく受診してください。

　　注意：精巣捻転はわかりにくい場合もあります。最初の診察で
　　　　　「精巣捻転の可能性は低い」と言われた後でも、吐き気を
　　　　　伴うような強い痛みを繰り返す場合は、必ずすぐにもう一
　　　　　度受診してください。

125

19 亀頭包皮炎と恥垢

【どんな病気？】

◎亀頭包皮炎

　細菌が亀頭と包皮の間に感染し、陰茎の先端部分が赤く腫れて、膿が出たり、排尿時に痛くなったりします。パンツに黄色い膿がつくこともあります。赤ちゃんから小学校低学年までに多い病気で、不潔な手で触ることが原因であることが多いと考えられます。

　治療：症状の程度に応じて以下の治療を行います。

　１）軟膏を塗る

　２）抗菌薬の内服を併用する

多くの場合、軟膏の塗布のみで治癒します。

【ホームケアのポイント】

・陰部や手を清潔にする。これは予防にもなります。

・包皮を無理にむく必要はありません。

・お風呂で陰茎を優しく石けんで洗い、シャワーで石けんを洗い流します。これも予防にもなります。

◎恥垢

　陰茎を覆う包皮の下に、白黄色のチーズの塊のように見えるものがある場合があります。これは陰茎からはがれた古い皮膚の成分で、恥垢（ちこう）といいます。これ自体は正常であり、問題はありません。しかし、不潔の原因になり得るので、優しく包皮を向き気味にして、石けんで軽く洗ってください。強引に一気に洗い落と

Chapter 5 ● 子どものいろいろな病気

そうとする必要はありません。

◎**こんなときは、もう一度診察を受けましょう！**
　・強い痛みや腫れがあるとき
　・尿意があるのに、おしっこが出ないとき

20 包茎

【どんな病気？】‥‥‥‥‥‥‥‥‥‥‥‥‥‥‥‥‥‥‥‥‥‥‥‥‥‥●

　子どもの陰茎の先は包皮で覆われているのが正常です。軽く包皮
をむいて亀頭が見る仮性包茎ならまったく問題ありません。亀頭が
まったく見えないものを真性包茎といいます。乳幼児期に真性包茎
であっても年齢とともに自然に亀頭が見えるようになってくること
が多く、無理に包皮をむく必要はありません。小学校高学年になっ
ても真性包茎のままであれば、医師に相談してください。真性包茎
は健康保険で治せます。包茎の程度によっては、ステロイド軟膏を
塗りながら少しずつ包皮を伸ばしていく治療法も有効です。

◎**こんなときは、すぐに病院へ‼**

　包皮を無理にむくと包皮口から亀頭が外に出てしまって元に戻ら
なくなり、赤く腫れあがってとても痛くなります。これは嵌頓（か
んとん）包茎といって、すぐに治療が必要で至急に泌尿器科を受診
してください。子どもは痛くて恥ずかしく、「一つ下の男になった」
という劣等感すら感じてしまう場合があります。子どもたちや若者
に包茎を卑下させるようなコマーシャルをテレビなどで流すことも
倫理的問題があると思いますが、包茎だからといって保護者が包皮

127

を無理にむくのも問題行為だと指摘する声が少なくありません。

◎**こんなときは、診察を受けましょう！**

　真性包茎があり、包皮口が極端に狭く針の穴のようになっていて、以下に該当するとき

　・おしっこが描く線が細い

　・おしっこがあちこち飛び散る

　・亀頭と包皮の間に尿がたまって、包皮が風船のように膨らむ

　・亀頭と包皮の間に尿がたまって、下着が尿でぬれる

　・亀頭包皮炎を繰り返す

　・尿路感染症を繰り返す

　※これらに当てはまる場合は、治療が必要になることもあります。医師に相談してください。

21　おりもの（帯下）

【どんな病気？】……………………………………………………………●

　おりものなら、成人ではなくても女性はほぼすべての年齢にあります。女の子のオムツやパンツにも、おりものがついていることはあります。透明あるいは薄い白色のおりものは生理的なものなので、病気を心配する必要はありません。

　おりものが黄色や薄緑色の場合、外陰部から膣内に細菌が入って感染していると考えられますから、早めに受診してください。小児科で大丈夫ですが、大きな子は婦人科でもかまいません。

Chapter 5 ● 子どものいろいろな病気

治療：細菌が感染している場合には治療が必要です。

・**洗う**：お湯で洗うだけでも効果があります。洗面器をまたいで
しゃがみこみ、手で外陰部のヒダをめがけてお湯をじゃ
ぶじゃぶとかけて中まで洗うつもりでしっかりお湯をか
けます。表面だけをシャワーで流しても効果はあまり期
待できません。洗っただけで効果がない場合には抗菌薬
を使うこともあります。

【ホームケアのポイント】……………………………………………●

・普段からお風呂でよく洗って、外陰部を清潔に保っておきま
しょう。赤ちゃんの場合は陰唇が閉じているので両股をしっか
り開いて、中まで優しく洗いましょう。

・おしりを拭くときは、「前から後ろへ」を徹底しましょう。

・女の子も成長すると 1〜2 歳で習慣的に（性的意味なく）股い
じりをするようになります。その時期になったら、手をよく洗
う習慣を身につけましょう。

㉒ 腸重積

【どんな病気？】……………………………………………………●

　腸の一部が腸の中に入り込んで、重なり合った状態になって腸の
血液循環が悪化してしまう病気です。その側にある腸によって中側
にある腸が強く締め付けられて血流が悪くなり、長時間経ってしま
うと、締め付けられた腸がダメになってしまいます。

　よくみられる症状には、次のようなものがあります。

129

１）腹痛が強くなったり、治まったりを繰り返す。

→急に不機嫌になって泣き出したり、ぐったりしたりを繰り返す

２）繰り返し嘔吐する

３）イチゴジャムのような血便

→発症してからすぐには血便が出ないこともあり、発見が遅れる可能性があります

治療：レントゲン検査や超音波検査で診断できます。これらの検査を使って腸の状態を観察しながら、空気やバリウムなどの造影剤あるいは生理食塩水などを腸の中に送り込んで、入り込んだ腸を押し戻します。時間が経ち過ぎている場合や上記の方法で元に戻らない場合には、手術が必要になることがあります。手遅れになると死亡することがあり、夜間や休日でもレントゲン検査や超音波検査ができる病院に行く必要があります。

◎**こんなときは、急いで病院で診察を受けましょう！**

腸重積は、初期には診断がつかないこともある病気です。しかし、治療は急を要する病気ですから、夜間や休日でもレントゲン検査や超音波検査ができる病院で診察を受けることが必要で、すぐに救急車を頼んでもいいと考えられる病気です。

・おなかが痛そうで、だんだんと元気がなくなっていく場合

・吐く回数が増えていく場合

・イチゴジャムのような血便が出た場合

Chapter 5 ● 子どものいろいろな病気

◎市町村の夜間休日急病診療所の場合、レントゲン検査や超音波検査ができる施設はまれです。一般的にはできないと考えておくべきでしょう。したがって、小児科がある大きな病院や子ども病院への救急搬送を 119 に電話して依頼し、症状を伝えてください。

23 肥厚性幽門狭窄症

【どんな病気？】

食道から胃に入る入り口を噴門（ふんもん）と呼びます。胃から十二指腸に出る出口を幽門（ゆうもん）と呼びます。生後 2 週間ごろから幽門の筋肉が厚くなり、母乳やミルクが胃から十二指腸に流れていくのが滞る病気が肥厚性幽門狭窄症です。噴水のように勢いよく嘔吐することもあり、時間が経つと嘔吐回数が増えます。

発症から間もないうちは、嘔吐するとすぐに母乳やミルクを欲しがりますが、哺乳するとまた嘔吐してしまいます。数日のうちに脱水が進行して元気がなくなったり、栄養状態が悪くなって体重が増えなくなったりします。

治療：硫酸アトロピンという薬で治療することができる場合と手術（幽門筋切開術）が必要になる場合があります。生後 1～4 週間くらいの赤ちゃんが、母乳やミルクを 1 日に何回も嘔吐する場合は、なるべく早めに診察を受けてください。薬で治す場合も入院が必要になる場合が少なくありません。

24 鼠径（そけい）ヘルニア

【どんな病気？】

足のつけ根（そけい部）の皮下に腸が飛び出してぽっこりと膨らむ病気です。「脱腸」という俗称があります。泣いたり、いきんだりしてお腹に強い力が入ると緩んだ鼠径靭帯を経て腹腔から腸が皮下に飛び出してしまい、この病気が起こります。腸だけでなく、女児では卵巣が皮下に飛び出すこともあります。男の子は陰嚢が膨らむことがあり、女の子は大陰唇が膨らむこともあります。

膨らみは、出たり引っ込んだりして、痛みはないことが多いことも知られています。

診断：ヘルニアが膨らんでいるときに診察を受けないと、診断が難しいことがあります。ぽっこりと膨らんでいるときに写真を撮っておくと、診断の助けになることがあります。

治療：診断がついたら、なるべく早めに手術を受けましょう。多くの場合、安全に手術を受けることができます。

◎嵌頓（かんとん）ヘルニア

飛び出した腸や卵巣が引っ込まず、締め付けられた状態になることを"嵌頓"といいます。時間が経つと、血液の流れが悪くなって、締め付けられた腸や卵巣がだめになってしまい、命にかかわることがあります。そのため、緊急手術が必要になります。とても痛がることが特徴で、ヘルニアの膨らんだ部分の皮膚が強く赤くなることもあります。

Chapter 5 ● 子どものいろいろな病気

こんなことになる前に、鼠径ヘルニアの診断がついたら、早めに手術を受けておくほうが安心です。

◎**こんなときは、急いで診察を受けましょう！**

・ヘルニアを痛がるとき

・赤く腫れてきたとき

・何度も嘔吐するとき

25 肛門周囲膿瘍

【どんな病気？】……………………………………………………………●

肛門のそばにできる赤みのあるおできです。触ると痛いことが多く、化膿しているために黄色味をおびた膿汁が出てくることも少なくありません。良くなったり、悪くなったりを繰り返すことが多いようです。

治療：

・おしりを清潔に保つことが治療の第一歩です。

・時には自然に治ることもありますが、漢方薬を飲むと早く治ることが、主に小児外科の医師たちの臨床研究でわかっています。

・おしりが赤くなっている場合、塗り薬を処方します。

・大きくなった場合は、切開して膿を出す処置をすることもあります。

133

【ホームケアのポイント】……………………………………………●

- ウンチやおしっこで汚れやすい場所なので、なかなか治りにくい病気です。医師の指示に従って、根気よく治療を続けましょう。
- 肛門の周りをぬるま湯で優しくすすいで、清潔に保ちましょう。

◎こんなときは、もう一度診察を受けましょう！

- 熱が出たとき
- 繰り返しできるとき
- 腫れが強くなったり、赤みが強くなったりしたとき

26 肛門のスキンタグ（見張りイボ）

【どんな病気？】……………………………………………………●

　肛門にできる皮膚の盛り上がった襞（ひだ）をスキンタグといいます。別名「見張りイボ」と呼ばれていると知れば、「あぁ、聞いたことがあるわ」と思われるお母さんも少なくないかもしれません。便秘などで硬いウンチが出ると、この部分が切れて、腫れを繰り返すことで盛り上がることが知られています。

　症状として、次のようなものがあります。
- 肛門のシワの一部がひだ状に盛り上がっている
- 盛り上がりは時計にたとえると 12 時の方向にできることが多い
- 過去に硬いウンチがでたときに、肛門が切れて出血したことが

Chapter 5 ● 子どものいろいろな病気

ある

治療：

・治るまでに半年から数年と時間がかかります。

・赤みや腫れが強いときは、軟膏を処方することがあります。

・便秘で悪化することがあるため、便秘があればその治療をします。

【ホームケアのポイント】……………………………………………●

・肛門の周りをぬるま湯でやさしくすすいで、清潔に保ちましょう。

◎こんなときは、早めに診察を受けましょう！

・硬いウンチが出て赤くなったり、腫れが強くなったりしたとき

・便秘があるとき

・出血を認めたとき

27 漏斗胸（ろうときょう）

【どんな病気？】……………………………………………………●

　漏斗胸とは、胸の真ん中がへこんでいる状態をいいます。軽度であれば、症状はなくとも見た目を気にする子はいます。強くへこんでいる場合は、胸が痛い、持久力がない、呼吸が苦しいことがある、などの症状が出ることもあります。

　治療：胸のへこみは、成長につれて回復していくこともありま

135

す。しかし、本人が他の人と体の見た目が違うことにコンプレックスを感じるようなら、手術について相談してみましょう。

【ホームケアのポイント】……………………………………………•

・日常生活に制限はありません。運動も自由にさせて問題はありません。

◎漏斗胸の手術について

手術の相談は、小学校入学前から始めるのが良いといわれています。実際に手術をするのは、もう少しあとになるかもしれません。手術方法はいろいろな方法が開発されています。標準的な手術方法は、胸の骨の後方から金属板を当てて、中から胸の骨を押し上げる方法になっています。

28 Ｏ脚とＸ脚

【どんな病気？】……………………………………………………•

◎Ｏ脚（オーきゃく）

足を揃えて立ったとき、両膝が外側に膨らんで膝の間が開いてしまうのがＯ脚です。

◎Ｘ脚（エックス脚）

膝を合わせて立ったとき、両膝が内側にくっついて足首の間が開くのがＸ脚です。

Chapter 5 ● 子どものいろいろな病気

◎**年齢によって脚の形は変わります**

　２歳くらいまでは、膝が開いているのが普通で、これを生理的〇脚といいます。

　歩くようになると徐々に膝が閉じてきて、３歳くらいになると逆にＸ脚傾向になり、これを生理的Ｘ脚といいます。

　生理的な変化は左右対称で、歩けないことはなく、歩いても痛みはありません。その後、6〜7歳にかけて成人に近い形に徐々に変化していきます。

◎**こんなときは、診察を受けましょう！**

・膝や脚の変形が左右で違うとき

・歩けないとき

・歩くと痛みがあるとき

・〇脚の場合で、足首を揃えたときに両膝の間に大人の指が３本以上入る距離があるとき

・Ｘ脚の場合で、両膝を揃えたとき、両足首の間に大人の指が３本以上入る距離があるとき

※脚の形が左右対称であっても、脚の開きが気になるときは、医師に相談してください。

29 肘内障（ちゅうないしょう）

【どんな病気？】

　手を引っ張られた後などに肘を痛がって、腕を下げたまま動かそうとしなくなる異常です。手を引っ張るなどして肘の関節を守る靭帯がずれてしまい、脱臼しかかっている状態になっています。痛い

ので好きな玩具を痛いほうの腕を使って触ろうともしない、という特徴的な症状がみられます。

治療：肘と手を持って、整復術を医師が行います。整形外科医だけではなく、小児科医にも実施できる整復術です。うまく整復できると、何事もなかったように両手を使って好きな玩具で遊び始めるという特徴があり、治ったと判定できます。

【ホームケアのポイント】

・一度この肘内障を起こすと、繰り返すことがあります。予防は、手を引っ張らないことです。5歳を過ぎるまでは繰り返す可能性があると考えたほうがよいようです。
・なったと思ったら、できるだけ早めに受診してください。
・成長するとなりにくくなります。

30 発育性股関節形成不全（先天性股関節脱臼）

【どんな病気？】

脚のつけ根の関節（股関節）が、いつの間にかずれてしまう病気です。そのままにしておくと歩行に支障がでることもあります。

赤ちゃんの股関節が正常に発育するためには、抱き方やオムツの当て方など、注意すべきポイントがあります。

以下の内容のうち、複数が当てはまる場合に、股関節脱臼が起こりやすいといわれていますので、特に注意してください。

Chapter 5 ● 子どものいろいろな病気

◎問題のある内容と対応

・向き癖がある→顔の向きと反対側から話しかける、反対側から授乳する。

　　向き癖のあるほうの頭から足先までをバスタオルなどで少し高い位置に持ち上げて寝かせる。

・女の子である

・家族に股関節が悪い人がいる→医師に相談する

・逆子（骨盤位）で生まれた赤ちゃんである→医師に相談する

・寒い地方や寒い時期（1〜3月）に生まれた赤ちゃんである

　　→寒さを防ぐために、脚を伸ばした状態で衣服やおくるみで包むため

　　→締め付けをきつくしない

【ホームケアのポイント】

・手足を自由に動かしたり、適度に曲げたりできる場所をベッドとして与える。

・脚を自由に動かせるように、オムツや服で締め付けすぎないようにしましょう。

・抱っこするときは、なるべく正面で抱っこし、開脚した状態を維持しましょう。

　　→・抱っこする人の顎が赤ちゃんのおでこにつく高さまで、赤ちゃんを抱き上げる。

　　・赤ちゃんの首がしっかりとすわる時期まで、首と頭を手で支えて抱っこする。

　　・赤ちゃんのおしりを支え、脚がM字型になるようにし、膝がおしりよりも高い位置にあるように保つ。横抱

139

きはなるべく避ける。

・脚をしっかり開いて抱っこすると赤ちゃんの背中は自然と丸くなります。

・スリングやベビーキャリーなどを使う場合

→・説明書をよく読んで正しい使い方をマスターする。

・キャリーを使う場合でも、常にしっかり高い位置で抱っこをする。

・赤ちゃんと抱っこをしている人の間は、手のひら1枚しか入らない程度にしっかり体を近づけると、赤ちゃんの姿勢が安定し、抱っこする人の腰への負担も軽減します。

・抱っこしているときは、必ず赤ちゃんの表情が見えるような位置関係を保ちます。

31 成長痛

【どんなものですか？　病気？】‥‥‥‥‥‥‥‥‥‥‥‥‥‥●

　病気ではありません。3〜8歳くらいの子どもが膝や脚、足を夜間に激しく痛がり、大泣きをするのに、日中はほとんど症状がなく、医師の診察や検査でもこれといった異常が見つからないことから問題がないと判断された場合に、成長痛と診断されます。これは病気ではありませんが、痛みの本当の原因はわかっていません。

◎成長痛の特徴

・膝やスネなど下肢痛が多い。

・両足が痛むことが多いが、片方だけのこともある。

Chapter 5 ● 子どものいろいろな病気

・押さえて痛みが増すことはなく、痛いところが腫れることもない。
・夕方から真夜中に痛むことが多い。
・痛みは軽い場合や泣くほど痛いこともあり、強さは一定しない。
・痛みの持続時間は短いことが多いが、繰り返すことも多い。
・通園や通学は普通にできる。

注意：スポーツを過剰に行って痛むものではなく、スポーツが原因で痛むのは疲労痛です。

【ホームケアのポイント】
・家族が慌ててはいけません。
・落ち着いて、さすってあげたり、温めてあげたりすると痛みが和らぐことがあります。

◎こんなときは、診察を受けましょう！
・日中も痛みが持続するとき
・通園や通学に支障があるとき
・熱が出たり、痛いところが腫れたり、鼻血が出たり、痛いところが内出血したりするとき

Chapter 6 アレルギーの病気

1 気管支喘息

【どんな病気？】

アレルギー反応によって気管支の壁が収縮し、気道が閉塞することで呼吸がうまくできなくなる病気です。息は吸い込めてもうまく息を吐くことができないため、息を吐くときに気管支の壁に吐く息がこすれてヒューヒュー、ゼーゼーという感じの雑音が聞こえます。この音が大きいほど軽症ですが、音が極端に小さくなると呼吸困難がひどく、重症のことがあり得ます。

治療：

日常生活でアレルギーの原因になるほこり、ダニの死骸などの原因を除去することを基本とした日常管理や、発作時の適切な対応方法を親子で身につけておくことが大切です。医師による吸入薬の使用回数などの指示に従って、必要な薬物療法を自宅でも行いましょう。指示どおりに治療を続けても症状が悪化するときや改善が認められないときは、早めに受診してください。

◎**軽い喘息発作のとき**

・水分をとり、うがいもすると痰のきれがよくなります。

Chapter 6 ● アレルギーの病気

・寒くないように衣類などを適切に調整し、窓を開けて換気します。

・寝るときは、上半身を少し高くするように頭側が高くなる斜面を敷布団に作り、横向けに寝かせてあげます。仰向けは避けてください。

◎軽い発作でも長く続くとき

発作止めの薬を処方されていて発作が起きたとき。

・気管支拡張剤の貼付薬は効果が出るまでに時間がかかります。「貼ってすぐ効く」と言う人がまれにいますが、それは薬の効果ではなく、貼ったことで安心する心理的偽薬効果です。本当に薬の効果が出ているわけではありません。

ホクナリン® テープなどの気管支拡張剤テープを咳止めとして使うのは間違いであることは、平成 27 年ごろの日本医師会雑誌にも福井県小児科医会会長名で明記されました。明け方の喘息発作の予防に、2 週間以内の連続使用に限って寝る前に使うのが、基本的な正しい使い方です。喘息以外の病気に対する治療効果はありません。

・発作止めの吸入薬を吸った後は、15 分あとの状態を記録して後日にでも医師に伝えてください。発作止めの内服薬を使った場合は、30 分後の状態を記録して医師に伝えてください。

・発作止めの薬を吸入または内服したあとで、いったん発作が軽くなってもまた悪化してきた場合には、もう一度吸入または薬を飲むようにして、喘息発作の悪化を予防しておきましょう。それでもよくならない場合や悪化すると感じた場合は早めに受診しましょう。一度治まっても翌日にも発作が出る場合は、翌

日でもいいので早めに受診してください。喘息発作でうとうと
したり、尿や便をもらしたりした場合は救急車を呼んでくださ
い。

◎日常生活で気をつけること

　気管支喘息の発症や悪化の原因となるのは、家のほこり（ハウス
ダスト）が最も多いことが知られています。主成分がダニの死骸で
ある家のほこりを減らすことが、家庭でできる一番大切な気管支喘
息対策です。

こまめな掃除：

　床の掃除機かけは、できるだけ毎日することが望ましいとされ、
畳の部屋でもフローリングの部屋でも、最低でも3日に1回はしっ
かりと時間をかけて掃除しましょう。

じゅうたん・カーペット：

　ほこりがたまりやすいので、じゅうたんやカーペットの使用は避
けたほうがよいとされています。

寝室と寝具：

寝具のほこりはダニの死骸成分が多く、特に注意が必要です。

・シーツ、ふとんカバー、枕カバーはこまめに洗いましょう。最
　低でも週1〜2回は交換するほうがよいでしょう。

・ふとんは日光に当てて乾燥させましょう。月2回は日干しし
　たほうがよく、日干しにしたあと掃除機で片面30秒ほどかけ
　てほこりを吸い取ってください。

・喘息発作予防薬を使っていても喘息発作がしばしば出る場合
　は、防ダニふとんや防ダニふとんカバーの使用を考えましょ

Chapter 6 ● アレルギーの病気

う。

風通し：

部屋の風通しはよいことが望ましく、毎日数回は窓を開けて部屋の空気を入れ替えましょう。

暖房器具：

石油ストーブやガスストーブは部屋の空気を化学物質で汚しやすく、室外換気型の暖房器具の使用が望ましいとされています。

タバコなどの有害化学物質対策：

のどや鼻に刺激を与える化学物質の使用は避けましょう。アロマの香りが喘息によいとする科学的根拠はありません。タバコの煙、線香、蚊取り線香、花火の煙やにおい、ペンキのにおい、シンナーや接着剤のにおい、防虫剤のにおいが喘息を悪化させることがあり得ます。

特にタバコの煙は危険です。家の外や換気扇の下でタバコを吸っても、吸った人の吐く息や服についているタバコの煙の成分である有害物質が喘息発作を誘発します。

ペット：

犬や猫などの動物のフケや毛、鳥の羽毛などがアレルギーの原因（アレルゲン）になることがあります。発作を繰り返す場合は、ペットを親戚に預かってもらうなどして、子どもの生活環境からペットを遠ざけてください。

◎喘息発作が起きたときに使う薬剤

気管支拡張剤（吸入薬と内服薬）

メプチン®の内服薬（シロップ剤、錠剤）や吸入薬（吸入液やスプレー剤）

ベネトリン® の内服薬（シロップ剤、錠剤）や吸入薬（吸入液）

ブリカニール® の内服薬（シロップ剤、錠剤）

ホクナリン® の内服薬（ドライシロップや錠剤）

などがよく使われます。

◎喘息治療とテープ剤について

ホクナリン® のテープ剤は、寝る前（午後 8〜10 時）に貼って明け方（午前 3〜6 時）に起きる喘息発作を予防するために使うのが最も基本的な使い方で、発作時に貼っても効果が出るまでに数時間かかり、役に立ちません。また、テープを貼っても効果が 24 時間続くわけではないので、テープ剤だけで十分な喘息予防ができる例はまれです。

また、気管支拡張剤はどれもかぜをひいたときの咳止めにはなりません。喘息の咳も止まりません。ホクナリン® テープのジェネリック（後発医薬品）であるツロブテロールテープは、メーカーによって貼ってから 30 分〜60 分と効果が出る時間が早い傾向がありますが、効果が持続する時間が 2〜4 時間と短く、一時的に喘息を軽くする効果はあっても不十分なことが多く、喘息発作の予防にも不向きです。

◎喘息発作を予防する薬についての基礎知識

１）吸入ステロイド（吸い込んで使うステロイド）について

昔はマスコミの過剰反応や不当なアトピービジネスの宣伝によって、ステロイドは怖いと考える人が少なくありませんでしたが、今はよほど不勉強の場合を除いて、多くの医師が安全に使う方法を知っています。医師の指示に従って、確実に正しい使い方をしてい

Chapter 6 ● アレルギーの病気

れば、ステロイドを怖がる必要はありません。吸入ステロイドは喘息の原因である気道のアレルギー性炎症を抑制して、気管支壁の腫れを改善し、気管支の異常な収縮を予防します。発作をすぐに抑制する薬ではありませんから、喘息発作のときにだけ使っても十分な効果は期待できません。

　吸入した後は、必ずうがいをさせて、口の中に残った薬を洗い流してください。うがいできない子どもには、好きな飲み物を飲ませてください。麦茶でも水でもかまいません。

・液体のステロイド吸入薬（パルミコート®、ブデソニド® 吸入液など）

　ネブライザーを使って吸入する薬です。主な使用対象者は乳幼児です。マスクやマウスピースを使います。吸入に時間がかかるので、途中で飽きてしまい嫌がることがあります。そのため、飽きないようにする工夫が必要になります。

・噴霧型のステロイド吸入薬（オルベスコ®、フルタイド®、キュバール® など）

　噴霧するタイミングに合わせて吸うのが大人でも難しい製剤なので、スペーサーと呼ばれる補助器具を使って吸入することが推奨されています。液体に比べて短時間で吸入を終えることが可能です。

・ドライパウダー型のステロイド吸入薬（フルタイド®、パルミコート® など）

　細かい粉を自分の息を吸い込む力で吸い込むタイプの吸入薬です。しっかりと吸い込む力が必要なので、年長児や成人に使われる

傾向があります。基本的には 6 歳以上であれば使用可能だとされていますが、製剤により吸い方が違うので、医師や薬剤師に正しい吸い方の指導を受けることが必要です。

・合剤タイプのステロイド吸入薬（アドエア®、フルティフォーム® など）

吸入ステロイドと気管支拡張薬の合剤になっているステロイド吸入薬も、喘息発作が起こりやすい場合には使用することがあります。正しい吸入方法は医師や薬剤師の指導が必要です。2 剤あるいは 3 剤の合剤になっている製品が主流です。

2）抗アレルギー薬の内服薬（シングレア®、キプレス®、オノン®、モンテルカスト®、プランルカスト® など)

気道でのアレルギー反応を抑制することで喘息発作を予防します。起きている発作を止める作用はありません。発作のときだけ使うのは役に立ちません。

2 アトピー性皮膚炎

【どんな病気ですか？】

皮膚のバリア機能が弱い乳児期に空気中のさまざまなアレルゲン（アレルギーを引き起こす物質）が皮膚を介して体内に侵入して、アレルギー反応を起こすようになり、皮膚にアレルギー性炎症が起こり、この炎症によりますます皮膚のバリア機能が悪化し、さらに皮膚炎が悪化するという負の連鎖によって生じる、強いかゆみと皮膚の乾燥を特徴とする皮膚炎がアトピー性皮膚炎です。

Chapter 6 ● アレルギーの病気

治療：

　皮膚のバリア機能を改善するために皮膚の清潔を維持し、保湿剤を塗布することが一般的です。しかし、副作用がない保湿剤は存在せず、特定の保湿剤にこだわることなく、一人ひとりにあった塗り薬を選ぶことも必要です。炎症が強い場合には強いステロイド軟膏を塗ります。症状が改善すると弱いステロイド軟膏に切り替えて、よい状態を維持することに重点を置いた治療を継続します。かゆみが強いことが多く、抗アレルギー薬を服用することで対応します。乳児期に食事制限をしすぎると、かえってアレルギー体質が悪化することが知られるようになり、今では小児の食物アレルギーは"食べて治す、予防するのが基本"だという考え方が世界中で支持されています。ただし、アトピー性皮膚炎は食物アレルギー以外のアレルギーでも起こります。そのため、アレルゲンを特定することも大切です。中には特定できない場合もありますが、治療法の基本は他のアレルギー性疾患の場合と同じです。

◎治療に対する正しい心構えを維持することは大切です

　アトピー性皮膚炎は代表的な慢性皮膚疾患の一つです。つまり、完治が難しく、治療をしてもなかなか良くならないことも少なくありません。そのため、子ども自身も家族も焦ってしまい、冷静な判断力を失ってしまうことも少なくないといわれています。このことを悪用するさまざまな業者が、今でもアトピービジネスと呼ばれる悪徳商法を続けていることもあります。治療の成果を上げるためには、治療に対する正しい心構えを維持し続けることが大切です。

149

◎こんなときは、必ず早めに再診しましょう！

・急にかゆみが強くなり、ひっかき傷が増えたとき

・ひっかき傷から膿が出たり、傷の周辺が腫れたりしたとき

・皮膚のかさつきが悪化したり、皮膚がむけたりするとき

◎こんなときは、急いで受診しましょう！

・皮膚にじんましんのような発疹が出て、ひどくかゆがるとき

・息がゼーゼーして苦しがったり、ぐったりしたりしているとき

・全身が赤くなったり、ぼんやりしたりして、元気がないとき

　治療を長期間継続するために必要なポイントを以下にまとめておきます。

【ホームケアのポイント】……………………………………………●

・根気強く

　アトピー性皮膚炎の治療は年単位で考える必要があり、一時的に良くなったり、悪くなったりします。その変化に一喜一憂することなく、根気強く治療を続け、良い状態を長く維持できるように頑張りましょう。いい状態を維持することが治ることにつながります。

・定期的に受診を

　症状の変化に応じて治療法を変化させます。必ず定期的に受診してください。"薬がなくなったから受診する"というやり方を繰り返していては治りません。

・自己流は失敗のもと

　自己判断で治療方法を変更することは、悪化させる最大の原因です。

Chapter 6 ● アレルギーの病気

「よくなったので薬を塗るのを止めた」

「ステロイドを毎日使うのは良くないと思ったので、塗る回数を減らした」

「市販の薬が評判なので、使ってみた」

など自己判断で治療を止めたり、塗り薬を変更したりすると悪化することが多く、かえって治療が長引く原因になることが少なくありません。

・食物アレルギーとは限らない

アトピー性皮膚炎はダニアレルギーや花粉アレルギーでも起こり得ます。「アトピー性皮膚炎＝食物アレルギー」という考え方は、アトピービジネスに関与した信頼すべきではない人々によって流布された迷信のようなものです。しっかり治療していても良くならない場合や、特定の食べ物を食べたあとに症状が明らかに悪化する場合などに食物アレルギーを疑います。その診断には医師による検査が不可欠です。

・人の話に惑わされない

親切な人が「あれがいい」「これがいい」と教えてくれることがあります。日本と米国でアトピー性皮膚炎の治療方法はほぼ同じなのに「米国の専門家の治療がいいと人から聞いたので、どんなに費用がかかってもいいから、米国に将来は治療につれていきたい」と真剣に話されたお母さんに出会ったことがあります。いい噂に飛びつきたくなる気持ちも理解できますが、必ず医師に相談してください。

・ネットの情報も嘘が多い

ネットは情報を書き込んだ人がどこの誰なのかわからないことが多く、それを悪用して嘘の情報を故意に流布して楽しむ人が少なく

ありません。気に入らない相手を誹謗中傷するための虚偽を掲示板やSNSに載せる人もいます。病気を悪化させる可能性があることを故意に「こうすれば良くなる」と書き込んで、悪化して困る人が増えるのを楽しむ人さえいます。ネットの情報を鵜呑みにしないで、医師に相談してください。

例）乾燥性皮膚炎やしもやけ、外痔核、血栓性静脈炎などに使われる外用薬であるヒルドイド®は、軟膏やクリームあるいはローションなど複数の剤形があり、保湿剤としても使用されます。実際は保湿剤として最良の薬剤ではなく、人によっては他の薬剤のほうがより有効で安全なこともあります。ネットでは一番よく効く安全な保湿剤として紹介されていますが、正しい情報ではありません。ヒルドイド®でアレルギーを起こす例や青あざや皮膚炎を起こす例もあります。

◎スキンケアは治療の基本ですが、過剰な手入れは問題があります。

アトピー性皮膚炎の治療で最も大切なことは、きちんとスキンケア（お肌の手入れ）をすることです。ですが、過ぎたるはなお及ばざるがごとし、という言葉が示すようにやりすぎ、気を使いすぎは逆に皮膚を痛めたり、ストレスの原因になったりするため、注意が必要です。

保湿剤としてヒルドイド®が絶対的一番だと信じている人が少なくありませんが、実際の効果は白色ワセリンやワセリンを主成分とするプロペト®などのほうが適している人もいます。つまり、人により、また同じ人でも皮膚の状態により適した薬剤を保湿剤として使い分ける必要があります。ヒルドイド®でアトピー性皮膚炎が悪化する人も少ないながらいます。ヒルドイド®を使っても良くも悪

くもならない人は意外とたくさんいます。なお、一度悪化する原因になった薬剤は二度と使えないと考えるべきでしょうね。

かゆみ止めの内服薬を飲むだけでは不十分な場合が一般的で、ステロイド軟膏の使用を基本として、その時々の状況に応じた保湿剤を選んで使うという方法が最も有用性が高いと考えるべきです。免疫抑制剤のプロトピック® は、小児にはあまり効果的ではないという意見もあります。

お風呂からあがったら、タオルで体を擦らずにポンポンと軽くたたくように水分を吸い取って、皮膚が乾燥しないうちに手早く保湿剤やステロイド軟膏を塗りましょう。

【ホームケアのポイント】

・石けん

石けんやシャンプーは一般的な製品を使ってかまいません。実際にはアトピー性皮膚炎に特別に有効な石けんやシャンプー、ボディーシャンプーはありません。そういう製品は、これからも本物は出てこないと考えられます。皮膚に石けんやシャンプーの成分が残ると、残っている部分の皮膚が乾燥する原因になり、皮膚のバリア機能が低下します。石けんやシャンプーは手でよく泡立てて、強く擦らずに優しく洗いましょう。手で擦って石けんのヌルッとした感触がなくなるのを確かめながら、ぬるめの湯温でシャワーをしてください。皮膚の表面から石けんやシャンプーの成分を洗い流すようにしましょう。洗うよりもぬるま湯で流すつもりでシャワーを使ってください。

・かゆみ対策

アトピー性皮膚炎はかゆい→かゆいからかく→かくと皮膚に傷が

できる

　　　→傷ができるとさらにかゆくなる→さらにひどくかいてしまう
　　　　→アトピー性皮膚炎が悪化してもっとかゆくなる、という悪
　　　　循環を繰り返す原因がかゆみです。

　この悪循環を断ち切るには

　　・かゆいところを保冷剤や冷水で冷やしたタオルをしっかりし
　　　ぼってかゆいところを冷やしてから、ステロイド軟膏や保湿
　　　剤を塗る。

　　・皮膚をチクチクと刺激する下着や服は着せない。

　　・寝るときは、温かくしすぎない。

　　・爪は短く切って磨いでおく。

◎軟膏の塗り方

・塗り薬の使用量の目安

　大人の人差し指の先端から第一関節まで、一直線に軟膏をチュー
ブからしぼり出した量が約 0.5 g になるようにどの塗り薬も製造さ
れています。この量を 1FTU と呼び、大人の手のひら 2 枚分の面
積に塗る量です。指につけた薬を患部の数箇所に少しずつ付着させ
てから、皮膚のシワに沿った横方向に軽い力で 2〜3 回塗り伸ばし
ます。皮膚にすり込む必要はありません。皮膚の表面にテカリが
あって、ティッシュペーパーが 1 枚ふわりとくっつく程度の量が
適量です。厚く塗っても十分な効果は得られません。目に入るとし
みる薬が少なくないので、顔に塗るときは気をつけてください。口
に入っても悪い影響はありません。

Chapter 6 ● アレルギーの病気

・軟膏の外用量の目安（単位は FTU）

年齢/部位	顔・首	片腕	片脚	胸・お腹	背中	全身
3〜6 か月	1	1	1.5	1	1.5	8.5
1〜2 歳	1.5	1.5	2	2	3	13.5
3〜5 歳	1.5	2	3	3	3.5	18
6〜10 歳	2	2.5	4.5	3.5	5	24.5

（日本皮膚科学会雑誌，128（12）：2458．アトピー性皮膚炎診療ガイドライン 2018 から作成）
　ステロイド軟膏でもヒルドイド® やプロペト® などの保湿剤でも同じ量を塗ります。

　生後 6 か月の赤ちゃんなら 30 日分の塗り薬は 1 日 1 回なら 1 か月に約 120 g、1 日 2 回なら 240 g が必要ですが、1 日 4 回塗ることは通常はありません。したがって、保健請求明細に記載される用法と用量から、過剰処方だと判断できる仕組みが整備されています。令和 6 年 10 月からは子どもに処方された薬を第三者である家族などが使用するという不正行為があると疑われる場合は、健康保険適用に制限がつき、消費税を加えた自己負担金が徴収されることになりました。医療費を抑制し、未来の子どもたちや若者の経済的負担を大きくしないようにし、高齢者医療や福祉を劣化させないためには当然の対応だと考えられます。なお、コレクチム® やプロトピック® は小児には第一選択薬にはしないことが多いと思われます。

・ステロイド軟膏と保湿剤を重ね塗りする場合は、どうする？

　　→患部が広く、全体に塗る場合：ステロイド軟膏を先に塗ってから、保湿剤を塗る。

　　→赤くなっている部分が点在している場合：全体に保湿剤を先に塗ってから、赤くなっている部分とその隣接部にステロイ

ドを点々と塗ります。

・軟膏はいつ止めるのがいい？

　→医師の指示に従って軟膏の中止や変更をしてください。自己
　　流は失敗のもとです。きれいな皮膚を維持する努力を過剰に
　　神経質にならないように続けてください。

3 食物アレルギー

【どんな病気？】

　特定の食物を食べたとき、体がその食物を有害な敵だと間違って
認識すると、皮膚が赤くなりかゆくなったり、吐いたり、下痢をし
たり、ゼーゼーと息が苦しくなったり、まれに顔色が悪くなったり
して、ショックを起こしたりすることもある病気が食物アレルギー
です。

・正確な診断が最重要

　血液検査や皮膚テストで検査異常が認められても、食物アレル
ギーとは限りません。昔は、この2つの検査だけで診断していた
ので、治療がうまくいかない例がたくさんありました。今では、次
のように検査を行うことが世界的標準になっています。

つまり、

　1）実際に食べるのを止めると症状がよくなるかを確認する（除
　　　去試験）

　2）原因であると疑われる食物だけを食べさせると症状が出る
　　　か確認する（負荷試験）

Chapter 6 ● アレルギーの病気

の2つの結果と他の検査を総合して原因食物がどうかを判定します。

血液検査や皮膚テストで異常があったから、という理由でその食物を除去すると、かえって食物アレルギーが悪化したり、栄養障害を引き起こしたりすることがあり、おすすめできません。かつて、アトピービジネスをしていた人々が利益を得る手段として悪用していた不適切な除去療法がまさにそれでした。

なお、負荷試験では試験を行うことでアナフィラキシーやそれに伴うショック（アナフィラキシーショック）という重症の症状が出ることがあり、医療機関ではその状況に対応する準備をして検査を実施します。

・食物アレルギーであると診断されたら？

例えば、卵黄アレルギーであると診断されたら、卵黄だけではなく、鶏卵や卵黄を含む食品を食べないようにする必要がある場合もあります。しかし、食べても症状が出ない量であれば、積極的に食べさせたほうが体を慣らしていくことで治療として役立つことが知られています。

どのようなものをどれくらいまで食べさせて良いか、どれ以上は食べさせてはいけないか、ということも医師による負荷試験で判定できることがしばしばあります。医師に相談して「食べることで治療する」という最新の治療法をすることが望ましいでしょう。

・食事制限はいつまでするの？

多くの場合、成長に伴って子どもの食物アレルギーは治っていきます。定期的に負荷試験を行って、食べられる量が増えているかど

うかを確認します。厳しい食事制限をしなくていい日が来ることが多いので、その日まで根気よく頑張りましょう。焦って違う治療法に走ってしまってはいけません。

◎食物アレルギーがある子の食事

食物によって、加熱と非加熱によって食物アレルギーの起こりやすさに差があります。ここでは、その強さの違いが大まかに把握できる情報を提供します。ただし、主治医と相談して、何をどれくらいまで食べさせるのかを決めることが基本です。主治医との相談に利用する資料として活用してください。

1）卵アレルギー

卵は加熱すると非加熱の場合よりアレルギーの起こしやすさが弱まる傾向があります。

強い	＞＞	アレルギーを 引き起こしやすさ	＞＞　弱い
生卵 半熟卵	ゆで卵 茶碗蒸し オムレツ スクランブルエッグ ポーチドエッグ マヨネーズ アイスクリーム プリン	ハム、ソーセージ ウインナー、かまぼこ、 ちくわ はんぺん、カニカマ ケーキ、カステラ ドーナッツ	卵入りパン （ゆで卵サンド を除く） 天ぷら粉 固ゆで卵黄 クッキー

卵の代替になる食品の例：魚介類、肉類、牛乳、シャーベット、せんべい

基本的に除去しなくてよい食品の例：魚卵、鶏肉、卵殻カルシウム

Chapter 6 ● アレルギーの病気

2）牛乳アレルギー

牛乳は加熱か非加熱かでアレルギーの起こしやすさは変わりません。含まれる量、食べる量が多いほどアレルギーの起こしやすさは強くなります。

強い	＞＞	アレルギーを引き起こしやすさ ＞＞	弱い
牛乳	粉ミルク	バター	パン
生クリーム	マーガリン	ハム、ソーセージ	
チーズ	シチュー	ウインナー	
ヨーグルト		乳酸菌乳飲料・乳飲料	
	プリン	ミルクチョコレート	ビスケット
	アイスクリーム	カステラ、ケーキ	クッキー
	コーヒー飲料	キャラメル	

注：乳酸菌は牛乳アレルギーには関係ありません。乳飲料に入っているミルク（牛乳）が問題です。

牛乳の代わりになる食品の例：代用乳（ミルフィー HP®、MA-mi®、ニュー MA-1® など）

基本的に除去しなくてよい食品の例：牛乳から作らない乳化剤、牛肉、乳酸カルシウム、乳酸菌、および牛乳が入っていない飲み物

3）小麦アレルギー

アレルギーの起こしやすさは食べる量に比例します。

食べられない食品の例：パン、うどん、そうめん、ラーメン、パスタ、てんぷら、フライ、とんかつ、シチュー、ケーキ、カステラ、クッキー、ドーナッツ

小麦の代わりになる食品の例：コーンスターチ、とうもろこし麺、くず粉、片栗粉など、およびこれらを使った小麦の入っていない料理

４）大豆アレルギー

アレルギーの起こしやすさは食べる量に比例します。

食べられない食品の例：大豆、大豆もやし、豆腐、おから、豆乳、きなこ、大豆油

大豆の代わりになる食品の例：しその実油、胡麻油、なたね油など

４　目と鼻のアレルギー

【どんな病気？】・・

家のほこり（ハウスダスト：主成分はダニ）やスギなどの花粉やペットの毛やフケなどが、原因になって起きるアレルギー症状が目や鼻に起きることがあります。目に症状が出る場合がアレルギー性結膜炎で、鼻に症状が出る場合がアレルギー性鼻炎（鼻アレルギー）です。アレルギー性鼻炎がしばしば気管支喘息（喘息）に合併し、アレルギー性結膜炎はアレルギー性鼻炎に合併しやすいことが知られています。花粉が原因で起きるアレルギー性鼻炎やアレルギー性結膜炎を「花粉症」と呼んでいます。

◎アレルギー性結膜炎

眼がかゆい、眼が痛かゆい、目やに、眼の充血などが長く続くのがアレルギー性結膜炎の特徴です。眼をこすることでまぶたが赤く腫れることもあります。

治療：

１）抗アレルギー薬：アレルギー反応を抑制する点眼薬を処方することがあります。症状が軽くなっても医師の指示があ

Chapter 6 ● アレルギーの病気

るまでは途中で止めないでください。

２）ステロイド薬：症状が強いときには、ステロイドが入った点眼薬を処方することもあります。これは短期間の使用を前提として処方されます。

◎**アレルギー性鼻炎**

くしゃみ、鼻水、鼻づまりが長く続きます。起床時に連発してくしゃみが出て、鼻が詰まって連続でくしゃみが連発し、鼻がかゆくなって、しきりに鼻をこする子がいます。しばしば、鼻がかゆくなって鼻をこすったり、鼻をこすって鼻が詰まったり、鼻出血することもあります。

治療：

１）抗アレルギー薬：アレルギー反応を抑制する点眼薬を処方することがあります。症状が軽くなっても医師の指示があるまでは途中で止めないでください。

２）ステロイド薬：症状が強いときには、ステロイドが入った点眼薬を処方することもあります。これは短期間の使用を前提として処方されます。

３）アレルゲンを体に投与して、徐々に体をならしていく方法も実施されています。

【ホームケアのポイント】

どちらもアレルギーを起こす原因物質（アレルゲン）を避けることが大切です。

・家のほこりやペットの毛やフケの場合は、こまめな掃除や部屋の換気、布団の手入れ（日干しにして乾燥させる、掃除機で中

のダニやほこりを吸い取る）、ペットを避けるなどの方法を実施しましょう。

・スギなどの花粉症であれば、外出時にはマスクやメガネの装着を行い、帰宅時には玄関で服についた花粉を除去する、うがいや洗顔をする、花粉が多い日は戸外での布団干しは避ける、などの注意が必要です。

Chapter 7 長引く病気・繰り返す病気

1 熱性けいれん

【どんな病気？】

短時間で発熱により急激に体温が高くなったときに起こるけいれんです。10～12人に1人くらいはなる病気ですから、珍しいわけではありません。熱性けいれんを起こしても3人のうち2人は一生に1回だけですむことが統計で明らかになっています。3人に1人は再発するので対処法を覚えておくとよいでしょう。

ただし、発熱に伴ってけいれんを起こす病気は熱性けいれん以外にもありますから、発熱とけいれんが生じたときは必ず医師の診察を受けてください。

◎**けいれんが起きたらどうする？**

慌てないことが一番大切です。

- けいれんは数分で治まることが大半です。命にかかわることは、普通はまずありません。
- 舌を噛んでも命には別状ありません。口の中に指やタオル、箸など物を入れないでください。入れると怪我をする可能性や窒息する可能性があり危険です。
- 平らな場所に静かに寝かせてから、衣服を緩め、顔を本人の左

側に向けて、吐いたものがのどに詰まらないようにします。真上を向いているとのどに詰まりやすくなるので、必ず横を向かせてください。

・周囲の人に余裕があれば、けいれんが続く時間（分単位）や体の動き方、様子（手足の動き、眼の位置や動く方向、顔色、唇の色）を観察して、記憶もしくはメモしてください。スマホなどで動画を撮るのもいいでしょう。

・けいれんが止まったら、呼びかけに反応するか、名前が言える子なら名前が言えるかどうか確かめてみてください。見た目に手足が動いていなくても、反応がない場合は眼に見えない形でけいれんが続いている場合があります。実は、けいれんは脳が興奮している状態の目に見える形なのです。

◎こんなときは電話してください。

・けいれんが5分以上続くとき→119に電話して救急車で病院へ搬送してもらいましょう。

・けいれんが止まったときは、かかりつけの医師に電話して、「慌てずに来てください」「救急車で来てください」などの指示を聞いて、その通りに行動してください。

◎熱性けいれんの再発予防

　熱性けいれんは、3人中2人は一生に1回しか起こりません。ですから、それほど怖がる必要はないと言えます。

　米国の大規模臨床試験でも、よく使われる再発予防薬であるダイアップ®座薬は、知能指数の発達が阻害されたり、多幸症など精神状態に影響する副作用があることが報告されており、初めての熱性

Chapter 7●長引く病気・繰り返す病気

けいれんで予防薬を処方することは間違っていると考えられています。小児神経内科の専門家の間では、数分で自然に止まる熱性けいれんであれば、予防薬を処方する必要はないと考えられています。

ただし、以下の場合には必要性を医師が考えて、熱性けいれんの再発予防薬を処方することがあります。

◎**熱性けいれんの予防薬を使うことを医師が考える基準**

1）けいれんが15〜20分以上続いた場合

2）以下のうち2つ以上が当てはまるけいれんを2回以上起こした場合

・1歳未満で初めての熱性けいれんが起きた場合

・発熱が始まってから1時間以内にけいれんが起きたことが明らかな場合

・38℃を超えていない微熱でけいれんが起きた場合

・1回目のけいれんから24時間以内にけいれんが2回以上起きた場合

・けいれんの動き方が左右で違う場合

・言葉が遅い、独り歩きが遅いなど精神発達や運動発達の遅れなど気になることがある子が、熱性けいれんを起こした場合

・血のつながりがある人に、熱性けいれんを起こしたことがある人がいたり、てんかんの患者さんがいたりする場合

◎**予防薬の使い方**

・薬：ダイアップ®座薬がよく使われます。体重や年齢により、薬の量が違います。

- いつ使う？：37.5〜38.0 ℃を超える発熱があると気づいたら、なるべく早めに1個を使います。その8時間後も熱があれば、2回目を使います。この後は熱があっても使う必要はありません。つまり、多くて2回までしか使いません。
- いつまで使う？：最後に熱性けいれんを起こしてから1〜2年間、または、4〜5歳になるまで使います。なるべく長期間使うことは避けたい薬です。
- 薬を使ったときの注意点：眠くなったり、ふらついたりすることがあり、転倒して怪我をしないように気をつける必要があります。また、多幸症といって気分が高ぶって心楽しくなって危険行為をして怪我をしてしまうことがあり、注意が必要です。症状がひどい場合は医師に相談してください。
- 予防薬と解熱薬の座薬を一緒に使う場合：同時に肛門に挿入するとどちらの効果も弱くなる傾向があります。ダイアップ® 座薬を入れて30分以上後で、解熱薬の座薬を入れてください。解熱薬の効果が切れて熱が再び上がっても、けいれんは起こりやすくなりません。

2 泣き入りひきつけ（憤怒けいれん）

【どんな病気？】

　小さな子どもは息継ぎの機能が未熟です。激しく大泣きしたり、激しい怒りの感情で興奮したりすると、息を吐いた状態のまま呼吸ができなくなることがあります。このとき、体内に二酸化炭素が溜まって顔色が悪くなり、意識がなくなる1分以内に治まるけいれん発作を泣き入りひきつけ、あるいは、憤怒けいれんといいます。

体内に溜まった二酸化炭素が呼吸中枢を刺激してくれるので、自然に呼吸も戻ります。後遺症はありません。

　泣いていないときでも、びっくりしたときや転んだときに、いきなり顔色が悪くなって意識を失うこともあり得ます。この現象の詳しい原因はわかっていません。若い女性あるいは虚弱な若い男性も、びっくりしたときに気が遠くなるのを自覚する人もいますが、同じ現象だろうと考えられます。

治療：

　特に治療は必要ありません。4〜5歳ころには泣き入りひきつけは起こさなくなることが多いとされています。自律神経が不安定な若い女性や男性で20代前半くらいまで驚いたときに、心臓がドキドキしたり、気が遠くなったりする人もいますが、かなり少数だと考えられます。年長児や若年成人まで繰り返す人には、貧血がなくても鉄分不足が関係していることもあります。乳児や幼児でも繰り返す場合は、鉄分不足が関係している可能性があります。検査で鉄分不足の程度を判定し、必要に応じた量の鉄剤を服用してもらうこともあります。

【ホームケアのポイント】

- ・また起こったら？：息が止まっても1分以内なので、命にかかわることはありません。何もしなくても必ず回復します。回復しないときは、別の病気を考えるべきです。
- ・予防すべきか？：かんしゃくを起こさないように甘やかすのは教育上よくないことです。年齢に応じて指導すべきことは指導しましょう。叱るべきときは叱ってください。泣き入りひきつ

けを予防する意味はなく、予防を考える必要はありません。

◎**こんなときは、診察を受けましょう！**

　生後 6 か月以下、2 歳以上で初めての泣き入りひきつけがあった場合やひきつけが 1 分以上続いた場合は、ほかの病気の可能性があり検査が必要な場合もありますから、診察を受けて医師に相談してください。

③　てんかん

【どんな病気？】

　脳は神経を通じて全身からいろいろな情報を集めて、情報処理を行い、いろいろな命令を指示する信号を、神経を通じて全身に送ります。これはコンピューターやスマホが動く仕組みの基本と同じです。脳から異常な信号が出ると、体は正常に動作できなくなり、時にはけいれんや意識消失を起こすこともあります。脳から異常な信号（"異常な脳波"ともいいます）が神経に出ることで、けいれんや失神を起こす病気をてんかんと呼んでいます。

治療：

　多くの場合、けいれんを抑える薬である抗てんかん薬を医師の指示どおりに服用することで、てんかん発作を防ぐことが可能で、普通に日常生活を送ることができます。子どものうちに診断されるてんかんには、多数の種類がありますが、3 人に 2 人くらいは大人になるまでに薬を飲まなくてもよい状態まで改善します。

Chapter 7 ● 長引く病気・繰り返す病気

【ホームケアのポイント】

- 治療の基本は、毎日のようにきちんと抗けいれん薬を医師の指示に従って服用することです。「最近は発作もなく、元気だから」と自己判断で服用しなくなると、急にけいれんが起こって前よりもひどくなることもあり得ます。必ずきちんと服用してください。

- 薬を飲み始めてから、しばらくのうちは眠くなりやすいことや発疹が出たりすることもあります。その場合も勝手に薬を止めずに医師に相談してください。

- 定期的に診察と検査を受けてください。年に 1〜2 回の脳波検査のほか、薬の量が適切かを確認する検査や、副作用が起きていないか確認する検査を年に数回行います。治療を適切に行うために必要な診察や検査ですから、必ず継続して受けてください。

- かかりつけ医、専門医、家族で協力が必要です。かかりつけ医がてんかんの専門医である場合は、かかりつけ医と家族が協力することになります。かかりつけ医がてんかんの専門医ではない場合は、遠方にいる専門医に紹介し、家族でその専門医の診察や検査を受けることになります。かぜなどの病気の対応や抗けいれん薬の処方あるいは発作が出たときの対応は、かかりつけ医が引き受けます。かかりつけ医と専門医という 2 人の医師と家族が協力しあって、治療を数年間は継続する必要がある病気です。

- 日常生活や学校生活についての詳細な指導は、専門医の指導に従ってください。水の事故（プールや海・川での事故や入浴時の事故）は特に注意が必要で、専門医に具体的な指導を受ける

ほうが望ましいとされています。

・十分な睡眠と休養の確保はてんかん発作を起きにくくすることが知られています。それには、まず規則正しい生活を送ることが大切です。

・てんかん発作が起きたとき、なかなか止まらないときは、救急車を呼んでください。すぐに治まった場合でも早めにかかりつけ医の診察を受けましょう。

❹ 幼児の習慣性便秘

【どんな病気？】………………………………………………………●

　トイレトレーニングを始めたときや保育所・幼稚園に通い始めたころから、ウンチを我慢しすぎることを繰り返すと、便秘が癖のようになることがあると知られています。このタイプの便秘は習慣性便秘です。幼児の便秘の多くは、習慣性便秘であり、何かの病気が隠れていることはまれです。以下のような症状がある場合、幼児の習慣性便秘を疑います。

・ウンチの回数が週に 2 回以下と少ない
・コロコロしたウンチや硬いウンチが出る
・ウンチをするときに、強くいきむ、お尻やお腹を痛がる
・立った状態でウンチを我慢することがある
・トイレトレーニングが終わってうまくウンチができていた時期があったのに、パンツにウンチが付くようになった

治療：

排便習慣や食事・水分摂取・遊びに気をつけても習慣性便秘が治らない場合は、浣腸や排便を促す座薬、ウンチを軟らかくする薬などを一時的に使うこともあります。

【ホームケアのポイント】

排便習慣：

・ウンチを我慢しないように教えましょう。

・決まった時間にトイレに行く習慣をつけましょう。

・排便がなくても、便座に座るだけでもほめてあげましょう。

・トイレに足台を置くなどの工夫をして、前かがみになって排便させましょう。

食事・水分摂取・遊び：

・朝ごはんを食べさせましょう。

・食物繊維が多い食べ物（豆類、野菜、イモ類、果物など）を多く食べさせましょう。野菜ジュースは役に立ちません。

・水分を多めにとらせましょう。おしっこのおもらしは気にしないでください。

・体をよく動かして遊ぶ遊びをさせてください。

※これらの対策は大人の習慣性便秘対策としても有効で、母子で取り組むことも有効です。

⑤ よく "ゼーゼーする" 子

【どんな病気？】

ゼーゼー病気の代表はアレルギー疾患の一つである気管支喘息

（喘息）ですが、他にもいろいろな原因でよく「ゼーゼーする」子どもはいます。

その原因になる代用的なものには、次のような病気があります。

・RSウイルスそのほかのウイルスの細気管支炎や気管支炎になった後：かぜをひいたら他の子よりもゼーゼーしやすい状態を繰り返します。ゼーゼーしなくなるまでの期間は個人差がありますが、半年から2、3年かかることが多いようです。

・鼻副鼻腔炎あるいは副鼻腔炎：慢性化している子では特にゼーゼーしやすいことが知られています。膿のような粘り気の強い鼻水や痰が気道にひっかかりやすいからです。喉や鼻の奥が、ヒューヒュー、あるいは、ゼーゼー、ピィーピィーと鳴ることもあります。

・気管（支）軟化症：女の子よりも男の子に多い傾向があります。生まれつき喉や気管がやわらかく、母乳やミルクを哺乳したときなどに、ゼーゼー、ゼロゼロします。1歳前まで大きな音がする子もいます。成長とともに自然に治りますが、治るまでの期間には個人差がかなりあります。

慢性副鼻腔炎や慢性鼻副鼻腔炎は大人にもある病気で、咳が止まらない、痰がよく出る、寝ていると鼻が詰まって目覚めてしまう、などという理由で内科や耳鼻科を受診する人も少なくありません。においや食べ物の味がわからなくなる人もいます。子どものうちに慢性副鼻腔炎などの病気は時間がかかってもきちんと治しておくほうがよいでしょう。

Chapter 7 ● 長引く病気・繰り返す病気

治療：

1） ゼーゼーしていても呼吸が落ち着いていれば、ときどき軽い咳をすることがある程度なら、心配ありません。治療は不要です。

2） 咳がひどくてつらそうなとき、咳や鼻づまりで眠りが浅いことが多い場合、咳き込んで吐いてしまう場合は、薬を原因に合わせて処方することもあります。

【ホームケアのポイント】……………………………………………………●

・**加湿**：部屋の空気が乾燥していると咳が出やすく、ゼーゼーしやすくなります。

・**水分**：水分を適度にとることで、痰の切れをよくしましょう。

・**換気**：部屋が寒くならない程度に換気をして、空気をきれいに保ちましょう。タバコの煙は好ましくありませんから、子どものいる家では誰もが禁煙してください。

・**寝るとき**：頭が高い位置になるように上半身を引き起こした姿勢にするほうが呼吸は楽になります。

・**外遊び**：少し寒い日でも積極的に外遊びをさせて体を鍛えましょう。

・**診察が必要なとき**：咳でよく眠れない、息苦しそうに見える、咳き込んで何度も吐く場合には、早めに診察を受けてください。

6 起立性調節障害

【どんな病気？】

　小学校高学年から高校生くらいに多い、自律神経の機能が未成熟なために生じる病気ですが、多くの子どもは成長に伴ってだんだんよくなっていくので、怖い病気ではありませんから安心してください。自律神経は胃腸や心臓、血管などの働きを調整する神経です。この神経の働きが未熟な場合、いろいろな胃腸症状や低血圧、一時的な低血圧に伴う立ちくらみ、頭痛などの症状が起こり得ます。自律神経の機能的バランスがくずれて、いろいろな症状が組み合わさって出てくる状況が起立性調節障害だというわけです。

【ホームケアのポイント】

・規則正しい生活を維持することが一番大切です。生活のリズムを整えることで、自律神経の働きも活性化しやすくなります。

・病気についての正しい知識を家族や学校の先生も共有し、子どもの状況を互いに正しく把握することが必要です。親任せ、学校任せでは、なかなかよくなりません。

・生活上での症状緩和対策

１）立ち上がるときは、頭を低い位置に保って、ゆっくり起き上がり、最後に頭を上げるように習慣づけましょう。

２）立っているときは、立っている時間の長さに関係なく、意識して左右の脚をクロスさせて血行を刺激するようにしましょう。

３）毎日 30 分以上は散歩をするなどして、脚の筋肉の力が低下しないように脚を鍛えましょう。

Chapter 7 ● 長引く病気・繰り返す病気

４）１日 1.5ℓ 以上の水分をとり、スポーツ飲料や味噌汁などで塩分補給もしましょう。

５）症状が強い場合は、症状に合わせて血圧を維持する薬や漢方薬などを処方する場合もあります。医師の指示に従って忘れずに服用させてください。

◎ここに注意

なかなかよくならない病気ですが、生活習慣を見直したり、薬を処方あるいは変更したりすることがありますから、定期的に医師の診察を受けてください。

※起立性調節障害では、動悸やめまいによる体調不良を契機に、気分不快感あるいは気分不良が長く続き、登校できなくなる子も少なくありません。なかには、登校を周囲に強いられて、うつ病と診断される状況に陥る子もいます。その場合は児童・思春期精神医学の専門医が紹介されることが一般的です。しかし、抗うつ薬の処方には専門医も慎重です。なぜなら、児童・思春期では抗うつ薬の副作用が出やすく、自殺の原因になり得るからです。また、成人のうつ病に効果があると証明されている抗うつ薬のほとんどは、この年齢層の子どもたちには効果がないとわかっています。２～３種類の抗うつ薬の効果が期待できることはわかっていますが、わが国ではこれらの薬剤は児童・思春期を対象とした正式な認可を受けていません。そのため、本人や保護者の同意があっても使えないと判断する医師もいます。

7 周期性嘔吐症（候群）

【どんな病気？】

　周期性嘔吐症（候群）は、数日間の嘔吐発作を周期的に繰り返すことを特徴とする病気で、症状がない時期はまったく正常です。基本的には、数年の経過により自然治癒することが知られており、怖い病気ではありません。どこの国の人でもなる病気で、小児に多いことがわかっていますが、成人でも35歳に最も多く、70歳以上でも発症する例があることも知られています。年齢にかかわらず、男性よりも女性にやや多い傾向があるという報告もあります。

症状：

　嘔吐と吐き気が主症状で、ピーク時に6回/時間で血液が混ざる吐物を認めることもあります。その他の症状として、眠気、顔面蒼白が多く、30％程度に発熱やよだれが出ることもあります。他に多い症状は腹痛、食欲不振、下痢があり、頭痛や羞明（まぶしい）、聴覚過敏、めまいなどもあります。

治療：

　必要に応じて、鎮痛薬、吐き気止め、点滴などを行います。点滴による脱水治療だけが健康保険適用になっているため、治療が困難なこともあり、医師と相談が必要になることもあります。

【ホームケアのポイント】

・発作を引き起こす誘因を避けましょう。誘因としては、以下のものがあります。

Chapter 7 ● 長引く病気・繰り返す病気

1）精神的ストレス、2）かぜなどの感染症、3）疲労（24％）、
4）過食や絶食、5）月経

　月経は生理痛のコントロールが難しい場合が誘因になりやすい
とされています。我慢せずに鎮痛剤を服用することも予防につな
がるでしょう。

・焦らない：2〜5年（平均3.6年）で自然治癒するとされてい
　ます。長いと感じられる方が多いでしょうが、焦らずに治療に
　取り組んでください。

◎**こんなときは、もう一度診察を受けましょう！**

・脈を打つような頭痛を伴うとき

・嘔吐が多発して、数日以上胃もたれや食欲不振が続くとき

注）周期性嘔吐症（候群）は小児に発症する「片頭痛の一つとし
　　て位置づけられ、片頭痛に移行することが多いもの」の一つ
　　として分類されています。頭痛がしばしば起きる場合も医師
　　に相談してください。

8　幼児・学童の肥満

【**どんな病気？**】・・・

　肥満そのものは病気ではありません。しかし、肥満が子どもの運
動不足の原因になり、さらに肥満が進むと、成人になるまでに糖尿
病や高血圧などの生活習慣病になるリスクが高くなったり、肥満に
対するストレスや劣等感の原因になるなど、心身の健康によくない
影響が起こったりすることがあり得ます。子どもの体重管理に気を

配ってください。ただし、過剰な干渉はかえって子どもの心の問題などを誘発することがあり、気をつけてください。

肥満度は（体重－標準体重）÷100（％）の式を使って計算します。

幼児期は肥満度15％以上を肥満、30％以上を高度肥満と判定します。

学童期は肥満度20％以上を肥満、50％以上を高度肥満と判定します。

幼児期：

食事、運動、睡眠など生活習慣全般について正しい指導が必要です。肥満があっても大きな問題はないまま生活できている子が大半ですが、3歳で肥満がある子は大人になっても肥満がある可能性が高く、将来の健康問題につながる可能性があります。

学童期：

この時期の肥満は、いじめや不登校、自尊心の低下につながり、将来の成人としての生活に心身ともに好ましくない影響を残すことが証明されています。特に糖尿病や高血圧、心筋梗塞、脳梗塞などの生活習慣病に移行していくリスクが高いことがわかっています。高度肥満では、学童期から生活習慣病を発症することもあります。

肥満度判定曲線は成長曲線として母子手帳に載っています。身長と体重を母子手帳に載っている成長曲線の上に点（・）で記録し、その点を曲線で結ぶことでそれぞれのお子さんの成長曲線が描けるようになっています。

Chapter 7 ●長引く病気・繰り返す病気

【ホームケアのポイント】··●

本人の自尊心に配慮しながら、肥満の原因を見つけることが対策の基本です。

運動：幼児は外遊びなど体を使った遊びの時間を増やす意識を持ちましょう。学童期以降は 1 日 60 分を目標に、無理のない範囲でスポーツや散歩などの運動を始めましょう。

食事：炭水化物、特に糖質を取りすぎていないか点検してください。清涼飲料水は飲ませないようにし、おやつの量や食事の内容を見直してください。菓子パンも糖質の取りすぎになりやすい食品です。子どもも大人も低糖質・高蛋白質の食事をお勧めします。

IT 関連：テレビやゲーム、インターネットの利用はすべて合わせて 1 日 60 分以内に制限すべきだといわれています。これは幼児や学童期に共通です。中学生は 120 分、高校生は 180 分が上限だと考えてください。

睡眠：幼児は 10 時間、学童は 9 時間、中高校生は 8 時間の睡眠時間を確保しましょう。

環境改善：見えるところに食べ物やお菓子、飲料水を置かない、冷蔵庫に買い置きをしすぎないなど家庭内環境を整えることも必要です。家族全員で睡眠不足を避ける努力をし、一緒に散歩や運動をする習慣を身につけることも有用です。

◎こんなときは、診察を受けましょう！

肥満の対応に悩むときは、医師に相談してください。肥満のわりに身長があまり伸びていない場合など、身体状況によっては精密検査が必要なこともあります。

9 乳児の貧血（鉄欠乏性貧血）

【どんな病気？】

　血液の中にある赤血球という細胞になるヘモグロビンという蛋白質が、酸素を体中に運ぶ働きをしています。このヘモグロビンを作る栄養素として鉄が必要です。鉄分が不足してヘモグロビンが作れなくなることで起きる貧血を鉄欠乏性貧血といいます。

　乳児はまだ幼くて貧血の症状を自覚することはありません。また、言葉も話せませんから、自覚症状があったとしても、それをお母さんたちに伝えることはできません。ただし、泣き入りひきつけ（憤怒けいれん）に鉄不足が関係していることはあります。

　妊娠中のお母さんのお腹の中で、赤ちゃんはへその緒を通じて、お母さんから鉄分をもらいます。最初は、その鉄分を使ってヘモグロビンを作りますが、成長するにつれて徐々に鉄分不足になってきます。髪の毛や皮膚を作るのにも鉄分は必要で、神経の働きにも鉄分が重要な役割を果たすため、鉄分の消費量が成長とともにどんどん増えるので、鉄分不足が起きてきます。離乳食に鉄分が少ないと、鉄欠乏性貧血になることがあります。乳児の約 10 人に 1 人くらいが鉄欠乏状態にあると推定されています。

治療：

　鉄を含む薬剤（鉄剤）を服用することで、貧血は約 1 か月で改善しますが、その後も鉄分不足が起こらないように鉄剤を継続して服用し、体内に十分な貯蔵鉄が貯まるまで数か月の間は服用を続ける必要があります。

【ホームケアのポイント】……………………………………………●

　貧血の予防には、鉄分を多く含む食品を摂食させることが大切です。

　鉄分が多く含まれる食品をうまく使った食事を工夫してください。

100 g の食品に含まれる鉄分の量の比較

牛肉赤身　1.7〜2.9 mg

豚肉赤身　0.5〜2.0 mg

鶏卵　　　1.6〜1.8 mg

まぐろ　　1.7〜2.1 mg

かつお　　1.8〜2.0 mg

焼きサケ　1.6〜1.8 mg

焼きサバ　1.5〜1.6 mg

鶏ささ身　0.2〜0.6 mg

（各種資料により作成）

⑩ 思春期の貧血（鉄欠乏性貧血）

【どんな病気？】……………………………………………………●

　血液の中にある赤血球という細胞になるヘモグロビンという蛋白質が、酸素を体中に運ぶ働きをしています。このヘモグロビンを作る栄養素として鉄が必要です。鉄分が不足してヘモグロビンが作れなくなることで起きる貧血を鉄欠乏性貧血といいます。

　思春期は、乳児期に次いで急速に体が成長するので、多量の栄養が必要になります。そのため、鉄不足にもなりやすく、鉄欠乏性貧

血の子が全体の 15％以上いることもあります。激しいスポーツや無理なダイエット、偏食、生理による出血も貧血の原因になり得ます。動悸、息切れ、体のだるさ、立ちくらみ、頭痛などの症状を訴えることもあります。

治療：

鉄を含む薬剤（鉄剤）を服用することで、貧血は約 1 か月で改善しますが、その後も鉄分不足が起こらないように鉄剤を継続して服用し、体内に十分な貯蔵鉄が貯まるまで数か月の間は服用を続ける必要があります。生理のときに出血が多い人は、産婦人科で低用量ピルなどによる治療を受けることも必要なことがあります。思春期の子どもは、小児科受診を嫌がって、内科や婦人科での治療を受けるほうがいいという子もいます。現在の低用量ピルによる月経コントロールは、昔よりもずっと安全で確実にできます。

【ホームケアのポイント】

貧血の予防には、鉄分を多く含む食品を摂食させることが大切です。

鉄分が多く含まれる食品をうまく使った食事を工夫してください。

下記の表を参考に鉄分の多い食事をし、偏食を控え、無理なダイエットをしないように注意してください。

100 g の食品に含まれる鉄分の量の比較

牛肉赤身　1.7〜2.9 mg
豚肉赤身　0.5〜2.0 mg

Chapter 7 ● 長引く病気・繰り返す病気

鶏卵	1.6〜1.8 mg
まぐろ	1.7〜2.1 mg
かつお	1.8〜2.0 mg
焼きサケ	1.6〜1.8 mg
焼きサバ	1.5〜1.6 mg
鶏ささ身	0.2〜0.6 mg

（各種資料により作成）

◀ Chapter ▶

心の健康と病気

1 子どもとメディア

　子どもの周囲には、テレビやスマートフォン、タブレットあるいはパソコンや携帯ゲーム機などさまざまなメディアがあふれています。

　すべてが子どもに悪影響を及ぼすわけではありませんが、子どもに対するメディアの影響がとても大きいことを保護者は知っておくべきです。

◎保護者にできること
- メディアを上手に利用するルールを前もって決めておきましょう。

◎保護者に気をつけて回避してほしいこと
- 子どもの機嫌をよくする目的で、メディアを使うことは避けるべきです。これを守らないと、自分自身で感情や行動をコントロールできない人になる可能性が強いことが、すでに確実になっています。
- 2歳前後までは、できるだけテレビや動画の視聴は控えましょう。人と直接かかわる体験を積み重ね、社会性の基礎を身につ

ける大切な時期です。授乳中や食事中の視聴は、親子のどちらもしないほうがいいとされています。授乳中のお母さんのスマホ利用も禁止すべきです。授乳と赤ちゃんに集中してください。授乳時には、赤ちゃんと目を合わせることが心の成長に良いといわれています。

・子どもだけで、メディアを視聴することは避けるべきです。一人で恐怖映画の視聴を継続することで、残虐な犯罪者になるリスクが高くなる可能性があることも知られています。子ども部屋や子どもの寝室に、メディアを置かないようにしてください。

・長時間のメディア利用は、すべきではありません。子どもの肥満や睡眠不足の原因になり、言語発達や社会性の発達の遅れを生じるリスクが高いことが知られています。

◎メディアリテラシー（メディアの有効な活用能力）を育てましょう

・メディア利用のメリットだけではなく、デメリットを理解したうえで、メディアを適切に利用するように家族で心がけましょう。

・メディアで知った情報をそのまま鵜呑みにすることなく、その情報の真偽を自主的に論理的に考える習慣とその能力を育てることが、メディア利用には最も大切です。

2 子どもとスマートフォンやパソコン

◎スマートフォンやパソコンの長時間使用がもたらす悪影響

パソコンが進化して超小型化し、携帯電話と結びついて、いつで

もどこでも利用できる身近なメディアであるスマートフォン（スマホ）になって、パソコンが問題視された時代よりも多くの子どもたちに悪影響があることが医学的・教育心理学的に認められるようになり、社会問題化しています。

今日では、パソコンやスマホを長時間使用することで、家族との会話や友達との直接的な交流、外遊びの時間が奪われ、次のような問題が生まれていることが指摘されています。

・生活リズムの乱れ、昼夜逆転生活
・実際に体験して知る・学ぶという機会が減り、言語力やコミュニケーション能力が低下している子どもが増えているため、コミ障という言葉が誕生したほど問題は深刻化しています。パニック障害の患者が増えたことにも関係があるようです。
・運動不足による体力や筋力の低下
・視力の低下
・学力の低下、思考力の低下
・インターネット依存（ネット依存）

③ ネット依存（ネット依存症）

ネット依存は、ゲーム、SNS、動画などへの精神的依存を意味しますが、身近にいてもその状況を把握するのが難しいという特徴があります。

ネット依存になってしまうと、不登校、学力低下、引きこもり、家庭内暴力につながり、日常生活に支障が生じます。自分の暴力行為を本当に覚えていない子もいます。周囲にいる保護者が気づいてあげないと、対応が手遅れになる可能性があります。保護者は、子

どもだけではなく、自分自身もスマホやパソコンを通じたネット社会とのふれあいが、自分や子どもに危険をもたらす可能性があることをいつでも忘れてはいけません。

◎ネット依存を防ぐために有効だといわれている方法

- スマホやパソコン、タブレットなどの持ち主は、保護者であることを子どもに明確に伝えておく
- 使い始める前に使い方のルールとルール違反があったときのルールを決めておく
  - →使用時間（1日60分以内）、自分の部屋や寝室への持ち込み禁止など

    決めたルールを守れないときは、いったんスマホは保護者が没収するなど
- スマホ以外の楽しみをあらかじめ見つけておく
  - →スイミングやサッカーなどのスポーツやピアノや絵画教室などの習い事でもよい

    家族でキャンプやドライブなどに出かける、などでもよい
- ネットで知った情報の真偽を家族で検討する習慣をつける。

4 子育てと体罰

2020年4月に施行された「児童虐待の防止等に関する法律」や「児童福祉法」で、子育ての中で子どもを叩くなどの体罰をすることは禁止されています。また、学校教育基本法でも教師による体罰は禁止されています。

厚生労働省や文部科学省の調査で、日本の保護者は7割程度が

子育てに体罰をしていると報告され、海外で同様の法律ができたころの海外の様子と大差はなかったようです。しかし、海外では法律ができてから国民の意識が変わり、今では体罰はほとんどなく、あれば体罰を加えた保護者が逮捕され、それが事件として報道されています。

　わが国でも意識改革が必要だと考えられますが、今はまだ「教師が体罰をするのは指導力がない"でもしか教師"だからだ」という批判は増えたものの、また保護者による体罰を虐待だとして批判する向きも増える傾向にはあるものの、度を過ぎた体罰による明らかな虐待を受けている子どもは減っておらず、むしろ保護者らに殺害される不幸な子どもが増えているのではないか、と危惧する向きもあります。

⑤　体罰・虐待の悪影響

　幼少期に体罰や虐待を受けた子どもには、そういう被害に遭わなかった子どもに比べて、次のような悪影響を受けていることが知られています。

- ・精神疾患や薬物依存症、アルコール依存症になるリスクが高い
- ・成長とともに攻撃的な行動特性・人格障害を示すようになるリスクが高い
- ・体罰や虐待を受けた子どもは、成長して保護者になったときに、わが子に対して体罰や虐待を起こしやすい（虐待の負の連鎖）
- ・脳の意思決定領域の容積が 15〜20％小さくなる
- ・体罰を受けると、その子どもの問題行動が増えるため、体罰を

受ける回数も増える（体罰の負の連鎖）

◎**体罰・虐待のない子育てや教育をする方法**

・「体罰」はしないと心に誓う

・子どもを"しつける"という意識を持たない、子どもの成長を"支える"という意識を持つ。子どもが自ら成長していく能力と可能性を信じる。

・保護者や教師自身がイライラしているときは、子どもたちの前から離れて、クールダウンを図る。まずは、自分の小児期を思い出して自省する。

・保護者は子育てについての相談もできる"子どものかかりつけの医師"を見つけることも大切です。"話をしやすい、気さくな先生だ"と思える医師がよいでしょう。

・子育ての悩みは、小児科医、保健師、看護師や自治体の子育て支援員や児童相談所の相談員などに相談し、一人で抱え込まないようにしましょう。

6 チック

【どんな病気？】

　本人が自覚することなく、「まばたきをする」「咳ばらいをする」「頭を振る」「うなづく」「舌打ちをする」「額にしわを寄せる」「顔をしかめる」「口を曲げる」「つばを飲み込む」「肩や手足をピクッと動かす」「急に声を出す」「鼻をくんくん鳴らす」などの症状のうち、どれか１つないし２つか３つを繰り返すことが特徴です。時には声を出して肩をピクッと動かすというふうに、複数の症状が組

み合わさって観察される例もあります。

　小学生に多く、10〜20人に1人程度の割合でみられる症状で、ほとんどの人は大人になるまでには症状が軽くなりますが、時には生涯続く人もいます。

　チックの症状は不安や緊張がきっかけになって起こる例もあります。また、不安や緊張が解けたときにも起こりやすくなります。例えば、遠足で緊張して、帰宅してほっとしたときに見られることは、幼稚園児や小学生では少なくありません。年長児や思春期でも観察されることがあります。

【ホームケアのポイント】

・不安や緊張の原因になることに思い当たる場合は、それを変えてみましょう。

・本人は自覚していないので、止めるように注意したり、しかったりすると症状が悪化することがあります。

・焦らず、穏やかな気持ちで、チックの症状を上手に無視してください。

◎こんなときは、診察を受けましょう！

・1年以上症状が続く場合

・症状がひどくなって、本人にも症状として自覚があり、気にしているとき

・学校の授業中に大声が出てしまうなど、日常生活に支障が生じたとき

・本人のこだわりが強い、落ち着きがない、集中力がないなど、他のことでも困ったとき

Chapter 8 ● 心の健康と病気

7 指しゃぶり

【どんな病気？】

　指しゃぶりは、多くの赤ちゃんに一般的にみられるもので、病気ではありません。母乳やミルクを哺乳して育つ赤ちゃんの一番鋭敏な感覚が働く場所は、口だと考えられます。赤ちゃんが最初に意識する口のほかの場所は手です。赤ちゃんは、指を口の中に入れることで、指の数や大きさ、形を感じ取るようです。そして、空腹をまぎらわす手段として指しゃぶりをしたり、指の動きなども学習するようで、指しゃぶりはそのような指や手の機能の発達に合わせるかのように頻度が増えていき、ピークは1歳半から2歳ころで、このころに指や手の基本的な機能が完成します。空腹時だけではなく、眠いときにもよく見られることが知られています。

【ホームケアのポイント】

　赤ちゃんは2歳を過ぎるといろいろなことに興味を持つようになり、指しゃぶりしなくても指を自由に使えるようになると指しゃぶりを忘れてしまいます。指しゃぶりをしていないときは、ほめてあげるとよいといわれています。

　しかし、一度はしなくなった指しゃぶりを3歳ころから再開してしまう子には少し注意が必要です。なんとなく不安なとき、寂しいとき、あるいは、夜眠るときに指しゃぶりをすることがありますが、無理にやめさせようと、しかったり、指しゃぶりを指摘したり、しないでください。そういった対応をすると子どもにとってストレスになり、指しゃぶりの頻度が増えてしまいます。

　指にタコができるほど強くなく、何度も吸っていないのであれ

ば、歯並びやかみ合わせなど歯への影響は心配しなくてよいといわれています。

　4歳になったら、指しゃぶりの状態を観察してください。寝る前に数分程度の指しゃぶりがある程度なら、多くの場合は自然に止めてしまうので、心配ありません。長時間に強く吸う指しゃぶりの場合は、歯並びや歯のかみ合わせに影響することがあります。ストレスと不安などによって指しゃぶりが起きていないかどうか、指しゃぶりの原因を考えてみましょう。保育所や幼稚園などの集団生活や家庭での不安を解決しても指しゃぶりに改善が認められないときは、無理に止めさせるのではなく、かかりつけの小児科医に相談してみましょう。保育所や幼稚園で、他の子が指しゃぶりをしないことを見たり、他の子に「指しゃぶりをするのは赤ちゃん」と言われることで指しゃぶりを止める子もいます。

8　おねしょ（夜尿症・遺尿症）

【どんな病気？】

　5歳になっても1か月に数日"おねしょ"をしてしまう場合を夜尿症（やにょうしょう）といいます。昼間のおもらしを同様に認める場合を遺尿症（いにょうしょう）といいます。夜尿症は、比較的多くの子どもにみられます。5〜6歳では5人に1人、10歳で20人に1人いるとされています。15歳で50〜60人に1人ともいわれています。遺尿症は夜尿症の半分から1/3程度といくらか少ないようですが、対応は夜尿症と同じです。

Chapter 8 ● 心の健康と病気

◎治療の基本方針

1）あせらない

親のしつけのせいではありません。温かく見守る気持ちが一番大切です。

2）怒らない

心の中で「しまった。どうしよう？」と思っている子どもを叱ったり、腹を立てたりすると子どもの「おもらししないように気をつけよう」「がんばろう」という意欲が損ねられてしまうばかりか、「だめだ、またやってしまった」「治らないんだ」という自己否定に陥る子が多く、ますます治りにくくなります。"おねしょ"をしなかった日には、一緒に喜びましょう。子どもの自己肯定感を高めることが治療には必要です。

3）起こさない

夜中に無理に子どもを起こさないでください。トイレに連れて行っても治療効果はありません。

【ホームケアのポイント】··· •

夕食は早めにとりましょう：寝る 2〜3 時間前には食事を済ませておきましょう。

水分：17 時以降は食事を含めて水分摂取はコップ 1 杯までに制限し、朝から 17 時までに多めに水分摂取させてください。昼間は脱水予防が必要です。

寝る前にトイレに行く：昼寝でも夜でも、就寝前にトイレに行く習慣をつけましょう

便秘：便秘がある場合は、治しておきましょう。

◎こんなときは、もう一度、診察を受けましょう！

・生活改善でよくならないときは、薬物療法やアラーム療法など を行います。医師に相談してください。

⑨ 心因性頻尿

【どんな病気？】･･･ ●

頻尿を起こす腎臓や膀胱あるいは尿道に病気がないのに、頻尿に なることをいい、緊張が強い子どもたちに見られることが多いとさ れます。以下のような症状があります。

・いまトイレにいったばかりなのに、またトイレに駆け込む

・熱はなく、おしっこをするときも痛みはない様子である

・何度トイレに行っても、少しの尿しか出ない

・何かに熱中しているときは、トイレに行く回数が減る

・おしっこの検査で異常はない

【ホームケアのポイント】･･････････････････････････････････････ ●

・周囲の人が気にして注意したり、声をかけたりすると、ますま す頻尿になることがあります。まず、子どもの環境を確認し て、ストレスになるものがないか子どもの立場になって考えま しょう。ストレスの原因がわかったら、子どもの味方であると いうスタンスで、そのストレスをなくす力になってあげてくだ さい。原因が見つからなくても、温かく見守る気持ちが子ども に伝わるだけでも、改善が期待できます。

・トイレに何度行こうとも、知らぬ顔でいてください。数か月で 自然に治ることがほとんどです。

Chapter 8 ● 心の健康と病気

◎こんなときは、診察を受けましょう！

・排尿時に痛みがある様子があるとき

・のどの乾きを訴え、水分をとる量が増えたとき

⑩ 吃音

【どんな病気？】

　吃音（きつおん）は、本人が思うようにスラスラと言葉を話せない状態をいいます。例えば「ただいま！」と言おうと思っているのに、「た、た、だー、だ、いま！」などのように音の一部を繰り返してしまう「連発」、引き伸ばしてしまう「伸発」、最初の音が出せない「難発」に分類されます。歌や声合わせでは症状は出ません。

　2～5歳の子どもたちの20人に1人くらいが急に吃音になることがあります。症状には個人差が大きいことも知られています。3年くらいで半数以上が改善します。中には緊張が強く、成人になっても吃音が続くこともあります。大学教授になってから吃音が治った人もいますから、学力など知的能力とは関係はありません。

　言いやすい言葉に置き換えるなどの工夫により吃音が目立たなくなってからも、本人は工夫する必要があることにストレスを感じていることがあります。症状と本人の悩みの深さは、必ずしも一致しません。

【ホームケアのポイント】
◎子どものためにできること

・無理に言葉を直さず、そのままでよいことを本人に伝える。

・本人が言おうとすることを面倒がらずに、時間をかけて聞いて

あげる。

・吃音が出やすい言葉や場面があることを理解しましょう。同じ言葉でもうまく言える場面や状況と、うまく言えない場面や状況の違いがあることが多いとされています。

・からかいの対象にならないように、幼稚園や保育所、学校などの先生に吃音があることや接し方を伝えてください。

・家庭内で吃音について話せる雰囲気を作ってください。吃音はよくあることで、個性の一種であり、恥ずかしいことではないという話をすることも必要です。

◎**子どもに対してしないでほしいこと**

・子どもに吃音に関するアドバイスをしたり、吃音をまねしたりしないでください

　→すれば、自尊心や自己肯定感を傷つけます

・吃音が出た言葉を言い直させたり、練習させたりしないでください

　→ストレスを与えるだけで、役に立ちません

・子どもが話しているときに、言葉の先取りをしないでください

　→話そうとする意欲をそいでしまい、孤立感を持たせてしまうこともあります

⑪ 落ち着きがない（神経発達症）

【どんな病気？】……………………………………………………•

　神経発達症は、脳機能の発達に偏りがあって、集団生活の中で、順番が待てない、長い時間じっと座っていられないなど、周囲の子

Chapter 8 ● 心の健康と病気

どもたちから浮いてしまう子どもに見られることが多い問題で、家庭での教育やしつけが悪いのではありません。発達障害とも呼ばれています。

こういった子どもとの付き合い方にはちょっとした "コツ" が必要な場合があります。"コツ" が必要な子どもの割合は、すべての子どもたちの20人に1人くらいで、気管支喘息がある子の割合と同じくらいです。つまり、珍しいわけではありません。

本人を頑張らせるのではなく、本人が持つよい面を伸ばし、その子が自信を持って生活できる環境を提供することで、落ち着いて行動できるようになります。それには周囲の大人の理解と援助が必要です。

治療:

医師は子どもの特性を把握し、その特性に応じた付き合い方の "コツ" を保護者と一緒に考えます。それがうまくいくなら、その "コツ" を幼稚園や保育所、学校などの先生たちと共有することで、子どもにとって必要な環境整備をすることを考えます。

多くの専門家は、薬物療法を推奨はしていませんが、どうしても必要な場合には向精神薬を処方することがあります。医師の指示に従った服用が必要です。

【ホームケアのポイント】

家庭だけではなく、幼稚園や保育所、学校でも気をつけてください。

◎叱るのではなく、ほめる

　子どもの行動が突発的で、大人が慌ててつい叱ることが多くなりがちですが、叱ってもあまり効果はありません。周囲が困る行動を困らない方向へ変えていくには、子どもができていることを認め、それをほめることを意識する必要があります。つまり、子どもの自己肯定感を高め、自尊心を傷つけないことが必要です。

→自尊心が傷つき、自己肯定感が損なわれると子どもはいろいろな物事に不安や恐怖を感じるようになり、他の子が平気なことでもパニックを起こして暴れるようになることも少なくありません。

◎子どもがうまくできる環境を作る

　落ち着きがなくなる場面あるいは状況を、普段のお子さんの行動から具体的に考えて、その行動の原因を考える必要があります。例えば、食事しているときにおもちゃが視界に入るとおもちゃで遊びたくなって我慢できない子がいます。そういう子を食事に集中させる基本は、食事のときにおもちゃを見えない場所に移動させておくことです。このように具体的に考えて、子どものいる環境を整備することが大切です。

◎伝え方

　厳しい指導をする表現は子どもを緊張させるだけです。子どものそばで、穏やかな声で優しい口調で話しかけましょう。伝える内容は、短い言葉を選びましょう。

※ホームケアのポイントにある"コツ"を意識してもうまくいかないときは、医師に相談をしてください。

Chapter 8 ● 心の健康と病気

⑫ 不登校（登校拒否）

【どんな病気？】

　何らか心理的、情緒的、身体的あるいは社会的要因・背景により、登校しないあるいはしたくともできない状況にあるために、年間 30 日以上欠席した児童・生徒のうち、病気や経済的な理由による者を除いた者を不登校という、と文部科学省が定義しています。ただし、親のせいで不登校になるという単純な考え方は、正しくありません。いろいろな要因が複雑に絡み合っていることで、不登校になる子がほとんどです。以前は、登校拒否という表現が使われていましたが、学校に行きたいと考えていても行けない子が多いことから、不登校という表現に変わりました。

治療・対応：

　原因は、親のせいではありませんが、両親が対応の主体になるべきなのはもちろんです。もし親に子どもの自尊心や自己肯定感を損なうような、子どもの人格や存在を否定的に扱うような態度や言動があれば、親も原因の一部にはなっていますが、原因のすべてではありません。もし、親に心当たりがあるなら、それを反省し子どもにも反省している気持ちをやさしい言葉で伝え、子どもの心の問題に一緒に取り組みたいと表明すべきです。そのうえで、小児科医や小児精神科医（児童・思春期精神科医）に親子で受診して相談してください。

　治療には、他に方法がないやむを得ない理由で薬物療法を補助的に行うことがあります。臨床心理学を利用した行動療法（行動心理療法）などいろいろな治療法があります。しかし、どの治療法を選

ぶにせよ、まず子ども自身の性格や心理状態、知能などを客観的に知る必要があり、そのために臨床心理学の専門家による知能検査や発達検査、人格検査あるいは心理検査を行うことが一般的です。これらの検査は時間をかけてリラックスした状態で行う必要があり、医療機関などに通って検査の担当者と被験者になる子ども本人が顔見知りになり、緊張しないで話せる関係になることがまず必要ですから、検査をするにも時間が必要です。ことを焦って先を急ぐと、問題点の解明も治療も難しくなります。

【ホームケアのポイント】

- ・不登校を「悪いこと」「恥ずかしいこと」として扱わない、考えない。不登校は悪いことでも恥ずかしいことでもない、という考え方は現代社会では正しい考え方だと見なされています。子どもに対しても、そのような正しい考え方が家族にも社会にもあることを冷静に伝えましょう。慌てふためく態度は子どもを不安にさせます。
- ・不登校は小学生から高校生のすべての年齢でみられます。特別なことではありません。
- **・小学生の場合**

小学生は 1～3 年生の低学年と 4～6 年の高学年に分けることができます。

1）低学年では、集団や勉強に対しての不安というよりは、親と離れたくないという母子分離不安が強く現れがちです。家庭の環境変化は子どもの心に大きな影響を及ぼすため、親の離婚や親族の死別、兄弟の誕生なども不登校のきっかけとなり得ます。そのため、安心して家庭で過ごせるよう

Chapter 8 ● 心の健康と病気

に心の安定を図ることが最も大切です。

2）高学年では、友達との人間関係や勉強についての悩みが増
えてくる傾向にあります。できる範囲で原因を探しながら、
安心して登校できるよう学校と家庭が子どもをサポートし
ていくとよいでしょう。学校の先生との面会による交流・
相談が役立ちます。

・中学生の場合

中学校に入ると、より交友関係が広がり、受験を視野に入れて勉
強も一気に難しくなりますから、人間関係や勉強で不登校となる
ケースが増える傾向にあります。中学生は思春期や反抗期が重なる
時期でもあり、大人にはなんでもないようなことがきっかけで心身
のバランスが崩れてしまうことがあります。この時期は、親と話し
やすかったり、先生と話しやすかったりと子どもによってかなりの
個人差があります。自宅ではいつもイライラし、親子での言い合い
が多い時期の子もいますが、子どもの反抗は思春期特有のものであ
り、親自身も通って来た道ですから、親はおおらかに対応しましょ
う。学校の先生と家族（親）が連絡を取りながら、親子相互に話し
やすい雰囲気を作りましょう。学校の先生との面会による交流・相
談や情報交換は小学生の場合よりも重要になります。不登校のまま
中学を卒業して、通信制高校やネット高校あるいは定時制高校に進
学する子も増えています。不登校だからと進学をあきらめる必要は
ないことも子どもに教えてよいことです。高校は何歳になっても入
学可能です。

・高校生の場合

義務教育ではない高校生の場合、対応方法は小中学生の場合とは
異なる点も少なくありません。さまざまな原因によって高校への登

校が難しい場合は、中途退学という選択ができ、中退する生徒も少なくありません。中退してから、長期間を置いて、通信制高校やネット高校あるいは定時制高校に再入学する子どももいます。「不登校の原因はこれ」と特定できないことも多く、子ども自身も理由がわからないという子もたくさんいますから、急がず親子の対話を図りましょう。学習はしたい、高校卒業資格は取りたい、と要望する子どもに対しては、さまざまな可能性があることを伝えることもよいでしょう。

【コラム】いじめの問題は、いじめられる側にも問題があるという嘘

　学校などでいじめが問題になって長い年月が経ちました。いじめは減るどころか、増加しており、しかも悪質ないじめが増えるとともに自殺する子ども増えています。

　いじめる側の子どもを擁護して、いじめに加担する教師もいます。多くのメディアは報じてはいませんが、教師が加担するのは、いじめる側の子どもの親の社会的地位や学校との関係性が関与していないわけではないようです。つまり、指導力のない教師は子どもの背後にいる大人に忖度する傾向があると思われます。

　また、いじめている側の子どもたちの分析をすると、親のしつけが厳しすぎる傾向があり、しつけのつもりで人格を否定され、だめな子どもと決めつけられて「自己肯定感が低い子ども」が多い傾向にあります。こういう子どもたちには自分にはない要素を持った子どもを"なまいきな子"と見なす傾向があり、比較的大きな集団で特定の子どもをいじめる傾向があります。

また、親の指導が乏しく、わがまま育ちの子どもは、自分の要求を受け入れてくれない子を敵視する傾向があり、おとなしく従ってくれる少数の家来のような子を従えて、いじめをします。どちらのタイプの子どもも「自主性」や「明るい人間関係」を築くことができる子に対して嫉妬し、「おとなしい子」や「弱い子」をいじめの対象に選ぶことが多く、一対一で正々堂々と喧嘩を挑む、力比べを挑むようなことはしません。

つまり、「いじめの問題は、いじめられる側にも問題がある」というのは、いじめる側という強者の論理であり、正論ではありません。

子どもたちのいじめは、実力がないのに偶然が重なって職場での地位が高くなってしまった人が、自分の実力のなさを証明してしまう可能性がある部下を職位の上下関係という武器を利用して、強引に押さえ込もうとするパワハラといういじめをすることがあるのと、類似した側面があるといえます。

こういう傾向のある人々は、大人も子どもも自分が加害者だという意識はないことが一般的です。多くの場合、自分に自信がなく、表向きの勢いだけで生きているような人々であり、いじめられている側の気持ちを考えることも、想像することもできない人々です。そういう傾向がある人々や実際にいじめている加害者は、「いじめられる側にも問題がある」と主張することで、自分を批判する人々をごまかそうとしているだけなのです。しかも、そういう人々は、自分が自己弁護のために発言しているという自覚はありません。

わが子をいじめる側にならせないためには、子どもの自尊心や自己肯定感を傷つけることなく、周囲の人の気持ち、何かがつらくて困っている人の気持ちを察することができる心を持った子に育てるように努める必要があります。

◀ Chapter ▶

9 定期健診と離乳食・食事

① 母乳は赤ちゃんにとって最良の栄養です

　母乳には、赤ちゃんにとって最も望ましい栄養と病気に対する抵抗力を高める機能が備わっています。生後6か月まではなるべく母乳のみで育て、2歳までは適切な食事に母乳の哺乳を併用することが、日本をはじめ欧米でも推奨される傾向にあります。
　母乳不足やお母さんの仕事の都合で、混合栄養にする場合も、長く母乳栄養を続けるほうが良いと考えられています。

母乳栄養の赤ちゃんに対する利点
　・かぜや中耳炎などの感染症の予防に役立つ
　・肥満、糖尿病、白血病など発症する可能性が減る
　・乳児突然死症候群の発症する可能性が減る
　・アレルギー疾患を発症する可能性が減るなど

母乳栄養のお母さんに対する利点
　・産後の性器出血を減らす
　・高血圧、乳がん、糖尿病などを発症する可能性が減るなど

Chapter 9 ● 定期健診と離乳食・食事

◎母乳育児がうまくいくコツ

・授乳するタイミング

　生まれて1時間以内に授乳をはじめ、授乳時間や回数を決めずに赤ちゃんが空腹で泣き出したときに、授乳します。赤ちゃんが寝ているときは、お母さんも一緒に寝ましょう。お母さんが起きているときに、赤ちゃんが哺乳時のように口を動かしたり、手を口にもっていくなどしたりする赤ちゃんのサインを見かけたら、一緒に横になったままでもいいので、赤ちゃんの首を後ろ側から支えて哺乳させてあげましょう。ゆっくりとした優しい声で、話しかけながら哺乳させてあげるとよいでしょう。座って哺乳させるときは、赤ちゃんの顔を見ながら、話しかけて目を合わせて微笑むとよいと大昔から伝えられています。赤ちゃんが乳首をしっかり口に含むことができるように、優しく胸で抱くのがコツです。座って哺乳させる場合も、横になったまま哺乳させる場合でも、赤ちゃんの耳と肩、腰が「一直線上に並ぶ」ように赤ちゃんの姿勢を保つことが、安全に哺乳をさせてあげるコツです。

・母乳が足りているサイン

　赤ちゃんの皮膚につやがあり、ウンチやおしっこが順調に出ていて、機嫌がよく、元気なら母乳が足りていると考えられます。不足している場合には、体重の増加がよくありません。足りている場合は、生後3か月までは1日25g以上、生後3か月～6か月までは1日15g以上が順調な体重増加の目安です。

・授乳中のお薬や食生活

　お母さんがかぜをひいたり、乳腺炎などの病気になったりした場合、多くのお薬は母乳に出てくることはありますが、赤ちゃんの健康に影響することはまずありません。心配なときやわからないこと

は医師に相談しましょう。

　欧米では芸能人をしているお母さんたちなどを中心に、仕事が忙しく職場にゆっくり授乳ができる環境がなく、赤ちゃんをいつも連れて行ける職場ではない、という理由からミルクによる完全人工栄養をやむなく選択している人も増えています。わが国でも社会事情の変化に伴いミルクを選択せざるを得ないお母さんが増えていますが、それは悪いことではありません。大切なのは、お母さんの赤ちゃんへの愛情です。

② 生後1か月～2か月の赤ちゃんによくあるトラブルとその対応方法

　赤ちゃんの誕生とともに、子育てに関する不安や緊張があると思います。ここでは生後1か月以内の赤ちゃんのよくあるお母さんにとってのトラブルについて解説します。

・赤ちゃんが泣き止まない

　赤ちゃんは、「おなかがすいた」「オムツを交換して！」「"抱っこ"して！」「さむい」「あつい」などの要求を言葉が話せない代わりに、大声で泣いて知らせます。赤ちゃんがして欲しいのではないかと思いつく対応をしてみましょう。

　それでも泣き止まないときは、"抱っこ"をして散歩に出かける、ドライブに連れて行く、あるいは、赤ちゃんの見ているところでビニール袋を膨らませて叩く、あるいはクシャクシャにして音を立てる、お湯でしぼったタオルで体を拭いてあげる、綿棒の先端に

Chapter 9 ● 定期健診と離乳食・食事

ベビーオイルをつけて浣腸をする〔浣腸（p18）のページ参照〕などしてみると泣き止むこともあります。

　いろいろ試してみても泣き止まないときは、お母さんとお父さんがリラックスできるように赤ちゃんを安全な場所に寝かせて、泣いていてもその場を離れてみましょう。しばらく時間が経ってから赤ちゃんの様子を確認するために戻ってください。泣き止んで寝てしまっていることも多いですよ。

　ほかにも心配なことがあれば、かかりつけの小児科医に相談してください。

・よく吐く（いつ乳）

　赤ちゃんの胃の入り口は、いつもやんわりと開いています。成長とともにしっかり閉じるようになりますが、それまでは哺乳をしてお腹が膨れていると胃から母乳やミルクがあふれ出てくることがありますが、よく哺乳しておしっこやウンチがしっかり出ていれば、心配無用です。

・ウンチがでないとき

　数日に１回でもウンチが出ていて、機嫌がよければ問題ありません。赤ちゃんが顔を赤くしていきんでもウンチがでないときや哺乳が少ないときは、診察を受けてください。

・赤ちゃんの抱っこの仕方

　赤ちゃんの膝と股関節が十分に曲がったＭ字型で外側に開いて、よく脚を動かせる姿勢になるように"抱っこ"しましょう。「発育性股関節形成不全」（p138）のページも参照してください。

・お母さんの体調はどうですか？

　お母さんは体力が落ちている時期です。睡眠不足や食欲不振があれば医師や保健師に相談してみてください

207

・2か月からのワクチンデビュー

ワクチン接種、つまり、予防接種の案内が自治体から生後1か月のうちに届きます。

令和7年3月では生後2か月の予防接種は、B型肝炎、ロタ、小児用肺炎球菌ワクチン、五種混合です。（たくさんのワクチンを受けることになりますから、かかりつけの小児科医と相談するとよいでしょう。初めてのクリニックも電話で予約できることが多いです。）

3 3〜4か月児によくあるトラブルとその対応

・この時期は事故が多く、注意が必要です

生後3〜4か月になると、保護者が思いもつかない運動能力が急に発達することがあります。そのため、誰も予想しないような事故が起こり得ます。ベッドやテーブルあるいはソファーからの転落事故が最も多いことが知られています。「寝返りしないから大丈夫」と考えてはいけません。突然に寝返りができるようになることが普通なのです。ベッド柵は常に上げておきましょう。

・生活のリズムは規則正しく

昼は起きていることが多くなり、夜に一度に寝る時間が長くなります。睡眠時間を規則正しくしていくと、離乳食の進み方もスムーズになるといわれています。お母さんたちが夜更かしをするのも赤ちゃんの生活リズムが狂う要因になります。一度は赤ちゃんと一緒に就寝するようにしてください。

・気にしなくていいこと

赤ちゃんの指しゃぶりや髪いじり、耳たぶいじりは正常な赤ちゃ

Chapter 9 ● 定期健診と離乳食・食事

んの学習行動ですから心配して邪魔をしないでください。頭をぐる
ぐる回して遊ぶ赤ちゃんもいます。

・適度な外気浴をさせましょう

直射日光を避けて、日よけのついたベビーカーなどを利用して散
歩に出かけましょう。赤ちゃんの骨の成長に役立ちます。散歩する
時間はその地方の気候によって違いますから、かかりつけの小児科
医に相談してください。

・生後 3 か月の予防接種

小児用肺炎球菌ワクチン 2 回目、B 型肝炎 2 回目、ロタ 2 回目、
五種混合 2 回目があります。かかりつけの小児科医と相談して予
定を決めましょう。

・生後 4 か月の予防接種

小児用肺炎球菌ワクチン 3 回目、ロタ（5 価の場合のみ）3 回
目、五種混合 3 回目があります。かかりつけの小児科医と相談し
て予定を決めましょう。

※生後 5〜7 か月は、BCG 接種もあります。忘れず受けましょ
う。

4 離乳食

母乳のお話のところで、生後 6 か月まではなるべく母乳のみで
育て、2 歳までは適切な食事に母乳の哺乳を併用することが推奨さ
れていると説明しましたが、日本各地の小児科医の話を聞かせても
らっていると、「歩き始めるまでは母乳かミルクだけで育て、離乳
食はそれまで与えるつもりはありません。これはヨーロッパの考え
方です」と平然と言い放って小児科医を驚かせるお母さんたちも少

数ながらいるそうです。こういうお母さんたちは、ネットなどの間違った情報を鵜呑みにしている場合が最も多く、本書と同様の本や雑誌の記事を読んで、記事の内容を誤解して記憶している人も少数ながらいるようです。実は欧米でも日本でも離乳食の考え方はほぼ同じなのです。いずれにしても2歳まで母乳かミルクだけで育てるのは、成長や発達の遅滞やアレルギー疾患を発症する危険度が高まるなど、赤ちゃんにとって不利益が多く、好ましくありません。

　ちなみに海外では離乳食を補完食ということが一般的になっています。つまり、母乳やミルクでは足りない栄養を補うための食事と考えられているわけです。

◎離乳食を始める時期は？

　赤ちゃんは、成長とともに必要な栄養の量と種類が増えるので、生後6か月頃から食事を開始していろいろな栄養をとる必要があります。適切な離乳食を与えないと成長や発達に支障が出るので、必ず離乳食を適切に始める必要があります。

　生後6か月前後で、支えると座れる、手に持ったものは何でもなめる、食べ物に興味を示すなど、食べるための準備が整ってきます。

　赤ちゃんの成長や発達には個人差があるため、生後何日から、と決めるのではなく、生後6か月前後で上記のような赤ちゃんに食べるための準備が整ってきたと感じたら、離乳食を始めましょう。

◎何を食べさせる？

　・スプーンを傾けても落ちない程度のやわらかさのペースト食から始めます。

Chapter 9 ● 定期健診と離乳食・食事

・家族の食事から取り分けて赤ちゃん用につぶしてあげれば十分です。専用の赤ちゃん食は基本的に不要です。家族みんなで薄味に切り替えるチャンスだと考えて味つけをしてください。塩分を控えることは、大人にも大切です。

・いろいろな種類の食材やいろいろな食感の食べ物をバランスよくあげましょう。

・鉄分が豊富な赤身の肉や魚を取り入れましょう→「乳児の貧血」（p180）のページを参照

・食べる能力の発達に合わせて、食べ物の大きさや形を変え、量や回数を増やしましょう。

◎自分で食べさせる

赤ちゃんが食べものに興味を示すようになり、自分でスプーンを持ちたがるようになれば、手づかみで食べさせましょう。そうすることで手の機能と食べる機能が発達します。

◎注意すること

調理するときの衛生面には注意が必要です。また、食べているときは、いつでも必ず赤ちゃんのそばにいてください。食べ物をのどにつまらせる可能性はいつもあります。

⑤ 6〜7か月児によくあるトラブルとその対応

◎目が離せない時期です

生後6か月からの3か月は、特に家庭内での事故が多くなる時期です。お母さんやお父さんは、事故防止に最大の関心を持つこと

が必要です。この3か月間に赤ちゃんは急速に成長と発達を果たします。ハイハイができ、つかまり立ちができ、動き回ることができ、手でものをつかんで食べる能力が発達します。そのため、以下のような事故が起こりやすくなります。

・玄関、階段、縁側、ベビーカー、ベッド、ソファーから転落する
・タバコ、殺虫剤、化粧品、薬、洗剤、灯油などを間違って飲み込む
・つかまり立ちをして、テーブルの上にある熱湯や料理をひっくり返して、やけどをする
・アイロン、ストーブ、やかん、ポット、炊飯器などにさわってやけどをする

　家庭内事故を予防できるのは、保護者だけです。赤ちゃんの目の高さで、家の中に危険なものや危険な状況がないか、常に点検する心構えを維持してください。

　具体的な対応策として、以下のことがよく紹介されています。

・容器には必ずフタをする。食器には食べ物しか入れない。タバコの灰皿にするのは厳禁。
・室内の危険なものは1m以上の高いところに置くか、引き出しや戸棚に収納する。
・硬貨やボタン類、電池なども収納しておくこと。
・タバコ、灰皿、化粧品、薬などは赤ちゃんの手が届かないところに置いておく。
・可能なら保護者は禁煙をするほうがよい。
・赤ちゃんを自動車に乗せるときは、必ずチャイルドシートを使う。

Chapter 9 ● 定期健診と離乳食・食事

・階段には転落防止用安全柵を設置する。

・お風呂の浴槽の水やお湯は必ずすべて抜いておく。少しの水でも赤ちゃんはおぼれます。

・"万一"に備えてかかりつけ医や休日夜間診療所、中毒110番の電話番号を見やすい場所に貼っておく。

※中毒110番　大阪 072-727-2499（24時間対応）年中無休

つくば 029-852-9999（9時〜21時）年中無休

タバコ専用回線　072-726-9922（音声による情報提供）

※生後7〜8か月はB型肝炎2回目、生後5〜7か月はBCGの予防接種を忘れずに。生後6か月は日本脳炎があります。生後7か月は日本脳炎2回目です。日本脳炎は地方によって接種する時期が異なりますから、市町村や小児科で確認が必要です。

◎夜泣きの対応

　赤ちゃんが寝る前に、"抱っこ"をして授乳したり、揺すったりする習慣が身についてしまうと、赤ちゃんはその同じことを繰り返さないと眠らなくなり、夜泣きをすることが多いことがわかっています。寝る前は、お母さんやお父さんが添い寝して一緒に寝るふりをすると眠れる子もいます。このとき、赤ちゃんの呼吸に合わせて呼吸をするようにすると、赤ちゃんは安心して寝ることが多いです。いつも決まった時間に寝かせるようにしましょう。泣き出したときは、オムツを確認して、汚れていれば交換する、痛みや苦痛がないか赤ちゃんの体を観察する、痛そうなら浣腸をする。"抱っこ"

や授乳はしない。優しい声で話しかけて安心させる。叱ったり、大声で騒いだりしない。

6 9〜10か月児の保護者に知ってほしいこと

・家庭内での事故はまだまだ多い時期です。注意を忘れずにいてください。

◎外の世界との出会い

保護者は見守りましょう。ハイハイをし、つたい歩きをし、よその人や動物あるいはさまざまなものに出会い、探検がしたくなる時期です。安全対策をしたうえで、思い切り冒険させてあげましょう。過保護になるのは禁物です。ごく浅い、まったく水がない溝のそばを通るだけで「危ない、危ない」と言って赤ちゃんを抱き上げるようでは、過保護の典型だといえます。

赤ちゃんが声を出したら、声を真似て返してあげましょう。そして、優しい口調で赤ちゃんが何に興味があるのか、何を見つけたのか、聞いてあげましょう。赤ちゃんが好きな、"イナイイナイばぁ〜"、"アーン"、"バイバイ"などの声を真似て一緒に楽しむことで、人との交流を促します。言葉の真似を促すことは、言葉の発達に役立ちます。

安全にかかわる行動を赤ちゃんがした場合だけは、「危ないからダメ」と言って、危険から遠ざけて、してはいけないことを教えることは過保護ではありません。

つまり、「しつけ」とは、正しい行動を教えることです。ダメな行動を罰することは「しつけ」ではありません。良い行動をほめる

ことで、して欲しい行動を誘導するのがコツです。ほめられること
で、子どもは赤ちゃんのときから、適切な自尊心や自己効力感を持
てるようになります。「座ってね」と言って、保護者が見本を見
せ、赤ちゃんが座れば、「ちゃんと座ってくれたね、いい子だね」
とほめてあげましょう。

◎安心できる食習慣を育てる

　9〜10か月の赤ちゃんは、少しずつ自分で食べる能力が発達し
ます。両手で持つことが可能な持ち手が2つあるプラスチック製
のコップを使わせる、パンやビスケットを自分でも持って食べさせ
る、などを始めてよいのがこの時期です。家族と一緒に食事をする
時間を作りましょう。

　つたい歩きができるようになる頃から1歳ぐらいまでは食欲が
減る子が多いので、食欲がないと心配する必要はありません。気ま
ぐれにしか食べない子もいます。この時期は、多くの種類の食べ物
を食べる必要はなく、栄養価が高い、少しの種類の食べ物を食べれ
ば、十分な栄養が取れます。卵や牛乳、魚などから好きなものを食
べさせましょう。無理に食べさせたり、機嫌をとって食べさせたり
する必要はありません。体重が急激に減らない限り、問題ありませ
ん。

◎予防接種（ワクチン接種）は進んでいますか？

　1歳になると新たな予防接種を受ける必要があります。それまで
に、予防接種がきちんとできているか、確認しましょう。できてい
ない場合は、かかりつけの小児科医に相談して早めに受けましょ
う。特にB型肝炎は1歳になるまでに忘れず受けておくべきです。

7 1歳児の保護者に知ってほしいこと

・家庭内での事故はまだまだ多い時期です。注意を忘れずにいてください。

・1歳になると次のような予防接種があります。しっかり受けておきましょう。
　五種混合の追加接種、MR、水ぼうそう、おたふくかぜ

◎言葉・心・能力を育てましょう

　言葉の発達を促す手軽な方法があります。身の回りにある物や体の部分を指でさし示し、その名前を繰り返し教えてあげましょう。絵本がなくてもできますね。

　食事のとき、オムツ交換のとき、着替えや入浴のとき、外出したとき、常に子どもに話しかけて、見えるものの名前や色や形など外観の特徴を話すなどしましょう。本の読み聞かせも有効です。歌をうたってあげるのも効果的です。

　1歳を過ぎて小学生になるまで、子どもが見たいろいろなものや動物などについても名前や特長を教えたり、危険なものはどう危険なのかを話してあげたりしましょう。子どもと一緒に過ごす時間にスマホを見ていてはダメです。

　子どもの問いかけには耳を傾け、忙しいときでも嫌な顔をしない、意味のわからないことを聞いても嬉しそうな表情で対応するとよいとされています。子どもが正しい行動をすれば、喜んでほめましょう。新しい能力を子どもが身につけたときは、感心していることを表現しましょう。いけないことをしたときは、禁止するのではなく、なぜいけないことなのかを説明して、しないことを守らせま

Chapter 9 ● 定期健診と離乳食・食事

す。1歳児でも、繰り返し同じ場面を経験すると、保護者の言葉の意味を理解できるようになります。感情的にならず、根気よく、優しい言葉で善悪や危険と安全を教えることは大切です。危険から子どもを守るために、危険なものを取り上げたり、危険な場所から子どもを遠ざけたりすることも必要に応じてしましょう。ただし、実行する前に必ず言葉で説明することを忘れないでください。

おもちゃを与えるときは、その遊び方を実際にやってみせましょう。まねをする行動（例えば、"ままごと"遊びや掃除、水まきなど）は積極的にさせましょう。追いかけっこ、ダンス、水遊び、ボール投げなどいろいろな運動を保護者の目が届く場所でさせましょう。

一人っ子の場合や兄弟・姉妹との年齢が離れている場合は、近所の同じくらいの年齢の子どもと遊ばせましょう。近所にいない場合は、保健師や小児科の看護師、保健所の健康推進課の職員などに、子育て支援グループが近所にないか聞いてみるという方法もあります。

1歳ころは、食べる食べ物が偏ったり、マイブーム（牛乳ばかり飲む、魚しか食べない、同じおもちゃでしか遊ばない、など）があったり、好き嫌いが激しい、体重の増え方が少ないなど、保護者がなにかと不安になりやすい時期です。この時期は、赤ちゃんのぽっちゃり体型から幼児体型に変わる時期であり、これらの困りごとは、生理的で一時的なものです。この時期は、活発に動き回る時期なので、消費エネルギーが多くなり、体重もいくらか減る傾向があります。ただし、ジュースやおやつなど甘いものを与えすぎて、空腹感をなくすことは禁止です。なかなか食べないからと、強制的に食べさせたり、機嫌をとって食べさせたりすることも禁止です。

217

「そのうち食べるようになる」と考えて、食事を片付けてください。

8　1歳半児の保護者に知ってほしいこと

・家庭内での事故はまだまだ多い時期です。注意を忘れずにいてください。

・1歳7か月ごろの予防接種は以下のものがあります。忘れずに受けましょう。
水ぼうそう2回目、日本脳炎3回目（2回目の約1年後）（日本脳炎は地方によって時期が変わります）

・1歳半で乳歯がはえている子もいます。1歳半から2歳に乳歯をむし歯予防できれば、その後はむし歯になりにくいとされています。寝る前に甘い飲みものを哺乳瓶で飲むとむし歯になりやすいといわれています。1歳半は哺乳瓶の使用を止めるべき時期です。口の中を清潔に保つことは、保護者の責任です。食後には、水で口をすすぎ、1日2回は歯ブラシを使って歯をみがきましょう。→「口腔ケア　むし歯予防」（p227）を参照

・言葉の遅れが気になるとき、1歳半では、いくつかの単語を言えれば、多くの場合、心配ありませんが、以下の場合には、かかりつけの小児科医に相談してください

　1）耳の聞こえが悪いのではと疑うことがある

　2）周りにいる人に興味を持たない

　3）かんしゃくを起こしやすいなど、気難しい

　なお、テレビやスマホを長時間見せていると言葉の発達が遅れることがあります。3歳になるまでは控えましょう。→「子どもとメディア」（p184）、「子どもとスマートフォンやパソ

Chapter 9 ● 定期健診と離乳食・食事

コン」（p185）を参照

・豊かな感性を育てるには、なるべく決まった時間に就寝するようにし、そのときに絵本を読んで聞かせましょう。俳優やディズニーランドのキャストになった気分で、抑揚をつけてムードたっぷりに読んであげましょう。読み聞かせは、言語表現を豊かにし、話し言葉への興味や聞く能力を高めます。

・この時期には自分でいろいろなものをほぼ全部食べられるようになりますが、どの子も好き嫌いが出てきます。子どもの自己主張が芽生える時期ですから、強制的に食べさせる必要はありません。むしろ強制すると将来も好き嫌いが多くなると考えられています。

・しっかり一人歩きできるようになると、"おまる"、つまり赤ちゃん用ポータブルトイレに座れるようになります。昼寝のときに"おねしょ"をしない、食事のあとでいきむことがある、オムツがぬれると「シーシー」と言って知らせる、などの言動が観察されるようになれば、子ども用の"おまる"を用意したり、大人のトイレの便座に足台をつけ、子ども用座面を用意したりしましょう。オムツの代わりにトレーニングパンツを使ってもよいでしょう。

　最初は、"おまる"に座るだけでも「いい子だね、偉いよ」とほめてあげましょう。座らせる時間は数分で十分です。便が出ないからと長時間座らせると逆効果です。子どものペースに合わせてのんびりとトイレトレーニングをしましょう。

9　3歳児の保護者に知ってほしいこと

・家庭内での事故はまだまだ多い時期です。注意を忘れずにいて
　ください。
　ただし、家の外での事故も増える傾向にある時期です。

・3歳になれば、「自分のことは自分一人で、ちゃんとできれば
　超一流」という意識を持たせる教育をしましょう。自分ででき
　ることは自分でさせ、手伝わないことが基本です。「服を着替
　える」「手を洗う」「おもちゃなどの後片付けをする」などを一
　人でさせましょう。
　　手伝い過ぎると、この時期の子どもたちに必要な自発性や向
　上心を失わせることになり、自立性を損ねることになります。

・同じ年齢の遊び友達を確保するために、幼稚園や保育所に通わ
　せましょう。一人でいるよりも友達といるほうが楽しくなる最
　初の時期であり、社会性を身につける基礎になる時期でもあり
　ます。「自分のものと他人のものが区別できる」「"ごっこ"遊
　びに参加できる」「大人と会話ができる」などが幼稚園や保育
　所に通うことで習得すべき目標になります。

・家族で教育方針が違う、お父さんとお母さんで言うことが違
　う、などの相違があると、子どもは3歳前後で自分に都合が
　良いほうを選ぶ知恵を備えるので、ご都合主義になじんでしま
　うことがあります。保護者は家族で情報共有を行い、統一した
　子育て方針を持つようにすべきです。

・食事やおやつの時間をなるべく一定にして、家族そろって食事
　をするように心がけてください。これは生活リズムを整えて、
　食事を楽しくする基本でもあります。

Chapter 9 ● 定期健診と離乳食・食事

・偏食がある子の場合、好きなものと苦手なものを組み合わせたり、味付けや調理方法を変えたりする工夫を試みましょう。食べることを強要するのは、逆効果になります。
・テレビを見るときに近づきすぎたり、顔を傾けて物を見たりする様子があれば、かかりつけの小児科医に相談してください。眼の写真を撮ることで視力障害の疑いの有無を判別する機器を備えた小児科や眼科（小児眼科）が増えています。

⑩ 4～5歳児の保護者に知ってほしいこと

・家庭内での事故は少なくなり始める時期ですが、注意を忘れずにいてください。
家の外での事故、特に交通事故が増える傾向にある時期です。
・5歳になると多くの子は、日常生活上で自分に必要なことは自分でできるようになります。そして、自分のやり方ができ上がり、それまでしてきたことがテキパキと上手にできるようになり、自信を持つようになります。
・面倒だとか苦手意識を持つことを省略してきちんとしない、ということも出てきます。きちんとしなかったことに対して、叱るのでなく、優しく声をかけてきちんとできるように自分でさせてみて、うまくできれば、それを認めてあげて、喜んでほめてあげてください。苦手なこともやってみようという意欲と、やればできるという自己効力感が育ちます。
・生活習慣の意味を教えるべき時期です。
食生活：好き嫌いなく、いろいろな食品を食べることは、健康に役立つことを教える。

221

早寝早起き：規則正しい生活リズムを身につけることは、健康維持に大切だと教える。

清潔維持：手洗、うがいや歯みがき、体の清潔維持は、病気の予防に大切だと教える。

　歯みがきは、食後必ずさせるようにし、1日2回（朝、寝る前）は、保護者が仕上げみがきをしてあげましょう。

自分のものを大切にする：自分のものを無くさないように大切に整理できるように教えましょう。そうすることで、他人のものも大切にすべきだと思うようになります。

・危険な場所は、一緒に行って、何がどう危険なのかをわかりやすく教えましょう。

　4〜5歳になると急な飛び出しによる交通事故や水の事故が増えます。自転車に乗れるようになると行動範囲が広がると同時に危険も増えます。子どもの行動範囲を把握するためにも、一緒に出かけて危険を教えることは事故予防の基本です。実際にあった事故の話をしたり、事故の怖さを知らせたりするとよいでしょう。危険を教えると同時に、その回避方法を適切にわかりやすく教えましょう。

・犯罪から身を守る方法を教えましょう。知らない人に声をかけられた場合の対応方法や、怖い目にあったときにどうするか、交番やお店など子ども110番の家とその場所のことも話しておくことはよりよいといわれています。

・家庭では子どもの人格を尊重し、過保護や過干渉にならないように愛情を持って子どもに接することが、自主性のある、人や自然に対して優しい円満な性格の子に育つ第一歩です。

・友達との遊びやけんかから、子どもはいろいろなことを学びま

す。泣いて帰ってきたときや怒りの感情を表現しながら帰ってきたときは、どうしたのか聞いてあげましょう。そして、中立的な立場に立って「今度はなかよくできるといいね。どうしたら、うまくいくかな？」と一緒に考えてあげましょう。子どもは、子どもたちとかかわることで、優しさや感情の豊かさを育んでいきます。

【コラム】読み聞かせはいつから始めるとよいのか？

　本書では、1歳から1歳半の読み聞かせを勧めていますが、実際には、そうと決まってはいません。実は、読み聞かせは赤ちゃんが絵本に興味を示すなら、いつから始めてもいいのです。

　言葉は、外言語（実際に声に出す言語）と内言語（言葉にはできないけれど頭の中に記憶されている音声）があります。言葉の発達には、内言語がたくさん蓄えられていることが重要だと考えられています。内言語がしっかり蓄えられると外言語も発達が進みます。テレビには内言語の蓄えには適さないことがわかっています。一方、絵本の読み聞かせは内言語の蓄えに最適であることがわかっています。

　赤ちゃんが絵本の絵に反応し、興味を示すときに読み聞かせを始めようという考え方も発達心理学では提唱する研究者もいます。赤ちゃんと一緒に絵本を楽しむことは、保護者にとっても楽しい時間になるでしょう。俳優や遊園地のキャストになったつもりで、抑揚をしっかりつけた、聞き取りやすい発音で、ゆったりとムードたっぷりに絵本を読んであげると、赤ちゃんや子どもたちにとって絵本がよりすてきな楽しみになり、内言語の蓄えがますます進むでしょう。5歳までに脳は急速に発達しますから、それまでにたっぷりと読み聞かせをして、言葉を

聞かせましょう。子どもは、聞いた音をまねて口を動かすこともあり、発音するようになることがしばしばあります。その音と内言語をマッチングして、「聞いたことがある！」という感覚を持つという"生まれながらの能力"が、どんどん発達し、子どもは言葉を習得し、外言語が発達していくのです。

　読み聞かせるだけでなく、挿絵を指差して色や形や描かれた物や人や動物などの名前を声に出して言ってあげましょう。絵本の登場人物の心情について「この子は、どんな気持ちかなぁ～？」と子どもに想像させることも大切です。言葉を使った想像の練習は、想像力や創作力の発達だけではなく、思考力や思いやり、優しさなど情緒や感性の発達にも重要です。

　読み聞かせだけではなく、子どもと外出したときに子どもの視線の先にある子どもが出会うさまざまな風景などについて、感想を話し合うことも感性を豊かにします。沈み行く夕日をみて「生卵の黄身みたい！」と何かにたとえるのもよいでしょう。

Chapter

10 病気の予防

1 出産前後における新米お母さんの小児科訪問

　妊娠中から小児科を訪れて、赤ちゃんや家庭環境に関して、気軽に話し合うことをペリネイタル（周産期）ビジット（受診）といいます。赤ちゃんに関する心配や不安があることを医師や看護師に相談しておくことで、安心して出産や産後の生活を迎えようという目的で1980年代に欧米で始まりましたが、日本では1990年代に入ってからその有用性が提唱されましたが、いまだにあまり普及していません。お隣の中国では、21世紀に入って母子福祉医療センターなどを中心に普及しつつあり、以前からあった生後の赤ちゃん健康指導やベビー・スイミング、ベビー・マッサージ指導などと連動して、出産した同じ医療施設で計画的に母子保健指導が行われているところもあります。

　ペリネイタルビジットで早めに赤ちゃんの「かかりつけ小児科医」を決めておくことで、育児を安心して始められるといいですね。

◎生まれる前に、話し合っておくとよいことの例
　・お母さんの体調はいかかでしょうか？
　・家の環境（赤ちゃんの居所、家族のタバコ、ペットの有無な

ど)

・育児を手伝ってくれる人の有無

・母乳とミルクのどちらを選ぶ予定ですか？

・上の子がいる場合、赤ちゃんの誕生について、どのように話をされていますか？

◎生まれる前に準備しておきたいこと

・着るもの、寝具、オムツ、チャイルドシートなどの育児グッズ

・抱っこの姿勢、お風呂の入れ方、オムツ交換の方法などの赤ちゃんの世話についての知識の学習を済ませておきましょう。

・生まれた赤ちゃんを迎えにいけるように、自家用車にチャイルドシートを取り付けておきましょう。あらかじめ余裕をもって、作業を進めておくと安心です。

・お母さんの職場復帰が早い場合、地域の保育所事情を調べておくと、安心でしょうね。

◎生まれる前に小児科医に聞いておくと役立つこと

・ワクチン（予防接種）についての情報

・赤ちゃんのスキンケアについての情報

・よくある赤ちゃんの病気の症状へのアドバイス

・どんなときに小児科受診すべきか、について

※これらの情報は、本書にも記載していますので、参照してください。

赤ちゃんが生まれてから、心配なことがあれば、かかりつけ小児科医にどんなことでも相談してください。それは小児科医にとって、大切な仕事ですから。

Chapter 10 ● 病気の予防

② 口腔内ケア　むし歯予防

【どんな病気？】

　食べ物に含まれる糖分が、口の中に長い間とどまると、むし歯菌（ミュータンス菌）の栄養として利用され、その結果として歯垢（プラーク）ができます。

　歯垢の中にいるむし歯菌が作る酸の働きで、歯の表面が溶けてしまったものがむし歯です。むし歯は、別名を"齲歯"（うし）ともいいます。

【ホームケアのポイント】

妊娠期

・お母さんにむし歯が多いと、赤ちゃんにもむし歯がうつります。妊娠中から歯科で治療しておきましょう。

乳児期

・むし歯を赤ちゃんにうつさないように、口うつしをしないでください。家族の口に入れたものを赤ちゃんに与えないことは、大切です。

・歯が生える前は、1日2回（朝と夜）、きれいな水で湿らせた柔らかな布で歯茎をなでるようにやさしく拭いてあげましょう。

・歯がはえたら、赤ちゃん歯ブラシを使って歯みがきをしましょう。安全ストッパーがついた赤ちゃん歯ブラシをくわえさせて、歯ブラシに慣れさせてあげるのもいいでしょう。嫌がるときは、歯ブラシで一緒に遊ぶような感じで接します。

227

- ミルクが入った哺乳瓶をくわえたまま寝させるとむし歯になりやすいので、止めておきましょう。
- むし歯予防のためのフッ素塗布や、予防的処置を受けるために定期的に小児歯科に対応している歯科に定期受診することもよいといわれています。

幼児期～成人期

- 歯ブラシを使って1日2回、1回2～3分の歯磨きをしましょう。
- フッ素入りの歯磨き粉を使いましょう。
- 1日1回糸ようじ（デンタルフロス）を使って歯間磨きをしましょう。
- 6～8歳までは、保護者が仕上げ磨きをしましょう。
- アメやガムなど砂糖が入ったおやつは控え、食べたら歯磨きをしましょう。

3 予防接種って必要ですか？

　病気の原因である病原体を弱毒化したものや無毒化したものをワクチンといい、ワクチンを接種するのが、予防接種です。あらかじめ予防接種をしておくことで、いざ本当に生きた病原体が体内に入ってきたときに、いち早く体が反応して病気を発症せずにすんだり、発症しても軽症ですませたりすることができます。

Chapter 10 ● 病気の予防

Q1. 予防接種を受けるかどうかは、個人の自由ではないでしょうか？

　予防接種は、受けた人だけの病気予防になるだけではなく、周囲の大切な人たちに感染を広げない、ひいては、社会を守るという意義もあります。そのため、欧米では多くの国で予防接種を受けることは社会貢献にもなる良い行いであると考えられています。多くの人が予防接種を受けることで、社会全体の病気の流行が減り、免疫異常の病気のために予防接種を受けることができない人も、社会全体で守ることができます。例えば、死に至る怖い病気として知られた天然痘が地球上からなくなったのは、世界中で多くの人が天然痘の予防接種を受けた成果であることが知られています。

Q2. おたふくかぜのように軽い病気は、自然にかかったほうがいいという意見もありますが？

　自然にかかるよりも、予防接種で予防するほうが安全です。例えば、おたふくかぜは、軽い病気だあと思う人が多いようですが、髄膜炎という合併症で入院が必要になることが少なくありません。また、髄膜炎の有無に関係なく、回復が難しい難聴になったり、無精子症による男性不妊になったりすることもあり、これらは、予防接種をしていなかったことを後悔してもどうにもならない後遺症です。風疹は"三日はしか"という別名のとおり、すぐ治ると考えている人もいますが、後遺症として慢性特定疾患という難病の一つである自己免疫性血小板減少性紫斑病という病気になる可能性があります。また、妊婦さんが風疹になると、生まれてくる赤ちゃんは先天性風疹症候群という難病になることがあります。

　MRワクチンでは、接種して7〜10日後、おたふくかぜワクチ

ンでは接種して3週間後くらいに、1〜2日の発熱することがありますが、心配無用です。

Q3. 定期接種と任意接種がありますが、どう違うのですか？

定期接種は「予防接種法」に基づいた予防接種で、対象者に該当する人は、原則無料で受けることができます。任意接種は、希望者が受ける予防接種のことで、費用は原則自己負担ですが、多くの自治体で費用を一部負担してくれています。どちらも重い後遺症を残す可能性がある病気や治療薬がない病気か、治療薬があっても効果が完全ではない病気を予防する目的で接種が行われるものです。どちらも接種しておくことをお勧めします。

Q4. 一度にたくさんのワクチンを接種する同時接種は安全ですか？

安全です。長年にわたり調査が実施され、同時接種をしても副反応が増えることはないとわかっています。また、同時接種により個々のワクチンの効果が低下することもないとわかっています。

Q5. ワクチンの副作用が心配です。

ワクチンには副作用はなく、発熱や発赤などの副反応がありますが、病気やその後遺症のほうが怖く、副反応のほうが軽症です。副反応を恐れるあまり病気の怖さを忘れないでください。

4 予防接種を受ける前後の注意

予防接種を受ける前に、ワクチンについての説明書をきちんと読

Chapter 10 ● 病気の予防

んでください。接種日に体調が良いことを確認して接種会場に出か
けましょう。

　予防接種を受けたあとは、いつもと同じ生活を続けてください。
入浴も問題ありません。

◎副反応

　多くはありませんが、以下のような副反応がみられることがあり
ます。

・接種した場所がはれる

　　2～4日で治まります。痛みで機嫌が悪いお子さんは、冷た
　い水でしぼったタオルなどで冷やすと痛みが軽くなることがよ
　くあります。

・発熱

　　肺炎球菌、五種混合、日本脳炎、インフルエンザの予防接種
　の場合、接種した日から1～2日程度の熱が出ることがありま
　すが、心配無用です。

→熱が出たときは、汗をかき始めたら、少し薄着にさせるとよい
　でしょう。発熱で元気がない、あるいは、機嫌が悪いときは、
　小児科で以前にもらったアセトアミノフェンの座薬や飲み薬の
　残りを使ってもかまいません。発熱は免疫反応の一種で、予防
　接種に体が反応している証拠だと考えられますから、自己判断
　で次回の予防接種を受けないことがないようにお願いします。

・ロタウイルスワクチン後の腸重積に注意

　　現在は、以前よりも改良されたワクチンが使われています

が、ロタウイルスワクチンを接種（内服による接種）のあと
に、腸重積という赤ちゃんに多い病気になることがあります。
接種を半日〜7日以内に元気がなく、ぐったりしている、何度
も吐く、急に泣き出す、便に血液が混じるなどの症状が出たと
きは、すぐに受診してください。夜間や休日などは救急車を呼
んでください。

5　インフルエンザワクチンと新型コロナワクチン、子宮頸がんワクチン

◎インフルエンザワクチンについて

　本書の執筆時点では、インフルエンザの予防接種は、13歳以上
の人は1回接種で、1歳以上から12歳までは2回接種を厚生労
働省は推奨しています。低年齢の子どもは、抗体を作る機能が発達
途上にあり、予防接種の効果が不十分なことがしばしばあります。
そのため、1回接種よりも抗体がたくさん作られる2回接種が推
奨されています。

　以前は、インフルエンザの副反応が社会問題になって受ける人が
激減しました。そこで改良されたワクチンによる予防接種も子ども
に対しては、海外よりもかなり少ない量のワクチンを接種していま
したが、それでは効果が不十分なことが次々と学会で報告され、
2011年から海外と同じ量のワクチンを接種することになりまし
た。しかし、副反応は増えていません。一方、米国やヨーロッパの
いくつかの国々では、9歳以上は1回接種でよく、9歳未満でも前
年に2回接種をしている子は1回接種にしても問題ないと言われ
ています。世界各国の2020年〜2021年の流行期の状況から、

世界保健機関（WHO）が9歳以上では1回接種でよいと発表したことが厚生労働省ホームページ（令和6年5月27日閲覧、https://www.mhlw.go.jp/stf/seisakunitsuite/bunya/kenkou_iryou/kenkou/kekkaku-kansenshou/infulenza/QA2023.html#Q20）にも掲載されています。

　実際のところ、日本では現在のところ、9歳以上の子どもたちは1回接種を希望する子が多い傾向にあり、ちゃんと情報収集している小児科医は、その希望に対応しています。また、生まれつき抵抗力が弱い子やよくかぜをひく子は、年齢に関係なく2回接種が日本を含む多くの国で推奨されています。日本では、受験生は年齢に関係なく2回接種を希望する子の割合が増えています。そのほうが安心して受験に臨めるというわけでしょうね。

◎新型コロナワクチンについて

　子どもに対する新型コロナワクチンの推奨の度合いは国によって異なっていますが、どの国も希望する子どもに対する新型コロナワクチンの接種機会をなくしているわけではありません。わが国の厚生労働省は、重症化リスクの高い基礎疾患を有する子どもにワクチン接種を勧めていました。日本小児科学会は、小児患者数の増加に伴い重症例と死亡例が増加したことなどから、2022年8月に、重症化リスクの高い基礎疾患のある子どもだけでなく、5〜17歳の健康な子どもへの新型コロナワクチン接種についても「推奨します」と明言しています。予防接種を受けずに、真夜中の発熱に大慌てするのは愚かなことです。

　実際のところ、小児科と内科がある病院で、内科と小児科の待合室が隣り合っているのに、小児科医が新型コロナワクチン接種を実

施しないばかりか、新型コロナに感染している子どもが内科の待合室に入り込んでいる状況に対応せず、内科の看護師がそういう子どもから気づかないうちに新型コロナウイルスに感染し、内科の外来患者や入院患者に感染が拡大し、クラスター（5人以上の集団感染）を数回繰り返し認定された病院もあります。

◎子宮頸がんワクチンについて

　子宮頸がんは、HPVウイルス（ヒトパルボウイルス）が感染することによって起こる病気です。この10〜20年で日本でも20代、30代を中心に増加しており、毎年3,000人が生命を失い、子宮摘出が必要と診断される新規患者は年間約1万人に上ります。子宮頸がんワクチンは、この感染症を予防できる画期的なワクチンで、WHOは世界各国の政府に定期接種を強く勧告しています。2013年4月1日から日本でも定期接種になりましたが、わが国での接種対象者は小学校6年生〜高校1年生の女子です。しかしHPVウイルスは性行為で感染するウイルスであるという理由で、10か国を超える国々では、男子も接種対象者になっています。

　日本よりも早くから子宮頸がんワクチンを定期接種にした100か国を超える諸外国では、けいれんや歩行障害あるいは全身の激しい痛みや記憶障害といった健康被害は報告されていません。2015年に、名古屋市がワクチンの副反応を調べる7万人の疫学調査を実施していますが、名古屋市立大学による検証結果は、「ワクチンを打っていない女性でも、同様の症状は出るし、その割合は24症例中15症例で接種者より多い」というものでした。ネットに拡散された"けいれんをしている少女"の動画をみた小児神経学の専門医たちには、「このけいれんは、偽けいれんであり、本当のけいれ

Chapter 10 ● 病気の予防

んではなく、情動的・感情的な反応である」ことを見抜いた人が多数いました。その後の詳細な調査により、情動的な反応が主な原因であり、HPV ワクチンを予防接種した副反応ではない、という結論が出されました。また、WHO による調査の結果、免疫性多発性神経根炎による歩行障害のような副反応は、麻疹の予防接種よりも少なく安全であることもわかっています。

　そして、このワクチンによる予防接種が再開されましたが、因果関係の有無が証明されるまでの間に、予防接種に対する恐怖心を煽る誤った報道が繰り返された結果、わが国ではいまだに接種者が少なく、接種率は世界で最も低いと考えられる状況です。

　子宮頸がんワクチンは、安全であり、子宮頸がんの予防に十分に役立つことは今では世界の常識になっています。

　ただし、現在使用されているワクチンは、すべての HPV に有効なわけではありません。そのため予防接種をしたとしても子宮頸がんの検診を受ける必要がありますが、日本では子宮頸がん検診の受診率が約 3 割と、先進国では最も低い水準であることも問題になっています。自治体からの検診案内を受け取られたお母さんたちの検診受診をお勧めします。もちろん、お子さんの子宮頸がんワクチンを受けることを強くお勧めします。

【コラム】反ワクチン派に扇動されないために知っておくべきこと

　ワクチンの接種、予防接種に反対する人々は2つに大別されます。

　その一つは、医師であり、「軽症にすぎないおたふくかぜや風疹などの予防接種は受けなくてもよい」とする人々です。はっきりいって、その多くは売名行為であり、医療に対して不安や不信感を持っている人々を扇動して、自分の利益を確保しようとする人々が大半を占めています。英国では、極端な反ワクチン論、予防接種無用論を大々的に宣伝して英国政府に医師免許を剥奪された医師もいました。

　もう一つは、根強い医療不信を感じている人々です。こういう人々には、予防接種の前に事前配布される説明書をきちんと読まず、副反応が出れば、それを大袈裟に宣伝します。また、医学用語の理解が間違っている自覚がない人も多く、例えば、ワクチンの効果を高めるための補助剤であるアジュバントという成分を、不妊症の原因になるという医学的にあり得ない大嘘を広めたり、健康食品の成分による副作用とワクチンの副反応が同じだなどと、科学的根拠に乏しい情報をインターネットに広めたりする非論理的で感情的な人々です。

　これらの人々の間違った情報を鵜呑みにしてしまう人々が、間違った情報をさらに拡散してしまい、予防接種を受けないと考える人が増えているのが現状です。また、子宮頸がんワクチンのようにマスコミが恐怖心を煽った結果、ますます受ける人が減り、厚生労働省も予防接種の実施を一時は見送らざるを得なくなった、という過去の黒歴史もあります。

　私は、夜間の救急外来を担当することがありますが、発熱を主訴に受診してくる人の中には、こんなことを言う人がこれま

Chapter 10 ● 病気の予防

でに数名いました。「自分は反ワクチン運動や新型コロナウイルス陰謀論を主張するグループに参加しています。でも、今日は熱や喉の痛み、咳が出て新型コロナに感染したのではないか、と不安になって病院に来ました。このことが活動仲間に知られたら立場をなくすので、内密にお願いします」と異口同音に言われたのです。

　つまり、この人々の本音は、「新型コロナウイルス感染症という病気が怖くて、実在しないと思いたい、ワクチンは怖くて受けられないので、ワクチンがなくなって欲しい」という願望を多くの人と共有したくて、反ワクチン運動や陰謀論グループに参加されているというわけですね。「おばけなんて、いないさ。おばけなんて、うそさ」という童謡に歌われているおばけが怖くてたまらない子どもの心理と同じなのですね。

◀ Chapter ▶

症状別 事故・けがの受診の目安と応急処置

1 熱中症

【どんな病気？】

　高温多湿な環境にいることで、体内の水分や塩分のバランスがくずれて、正常な体の機能が保てなくなった状態が熱中症です。「日射病」「熱射病」をまとめて「熱中症」といいます。

　予防方法の基本を知っておくことが大切です。

　症状の程度によって、対応が違います。以下の要点になる症状を確認してください。

◎熱中症の重症度と対応方法

　（**重症**）・倒れて意識がない

　　　　　・けいれんが起きた

　重症は命の危険が迫っています。

　すぐに救急車を呼んでください。

　（**中等症**）・体の力が入らない、ふらふらする

　　　　　　・"ぼー"としている（意識がはっきりしない）

　中等症は危険が迫っているサインです。

　すぐに病院に連れて行ってください。

　（**軽症**）・めまいがする、顔色が悪い

Chapter 11 ● 症状別　事故・けがの受診の目安と応急処置

・お腹が痛い、吐き気がする、吐く

・脚などに "こむらがえり" がある

・全身倦怠感（だるさ）がある

　風通しのよい涼しいところへ移動させ、イオン飲料や冷たいお茶を飲ませましょう。しばらく様子を観察して、回復しないときは病院へ連れて行きましょう。

◎熱中症予防の基本

・暑い日は、帽子をかぶり、涼しい服装にしましょう。

・汗によって、体内の水分と塩分を失います。イオン水などで水分と塩分を補給しましょう。

・ベビーカーの中は、アスファルトの照り返しで暑くなります。風通しをよくしましょう。

・赤ちゃんや幼児、小学生は、大人よりこまめに水分補給をする必要があります。

・理由に関係なく、短時間でも、自動車の中に子どもだけを残すのは絶対に禁止です。

② 頭を打ったとき（頭部打撲）

【どう対応すればいい？】

　子どもが頭を打ってしまうことはよくあります。重症になることはあまりないようです。ただし、1歳以下の子が 90 cm 以上の高さから落ちた場合、2歳以上で 150 cm 以上の高さから落ちた場合は、重症化することがありますから、注意が必要です。

　以下の症状と対応を確認して、行動してください。

239

症状と対応：

頭を打ってから 24〜36 時間くらいは、以下の症状に注意してください。

・意識がない、意識がおかしい

・けいれんが起きた

・出血が止まらない

これらの 3 つの症状のどれか一つでもあれば、すぐに救急車を呼んでください。

脳外科がある病院へ救急搬送を依頼してください。

・顔色が悪い、ぐったりしている

・何度も吐く

・手足の動き方がおかしい

・5 cm 以上の大きなたんこぶがある

・頭の骨がへこんでいる

脳外科がある病院に連れて行くか、救急車を呼んで脳外科がある病院へ救急搬送を依頼してください。

注意）そのほかに普段と様子が違う、不安な症状があると感じるときは、脳外科のある病院に早めに受診するようにしてください。

・頭を打っても、いつもと同じように元気にしている、頭を打って大泣きしたが、すぐ泣き止んだ、食欲があって機嫌もよい→家で様子をみましょう。

・転倒や落下により、首を強く打ったり、痛めたりした場合も、頭を打った場合と同様に考えて脳外科を受診しましょう。

Chapter 11 ● 症状別　事故・けがの受診の目安と応急処置

※慢性硬膜下血腫にご注意

　頭を打ったあと、元気にしていても、打ってから7〜14日経ってから、急に歩けなくなったり、転びやすくなったり、吐き気が出てなかなかおさまらなかったり、などの症状が出ることがまれにあります。赤ちゃんの場合は、できていたハイハイやつかまり立ち、おすわりが急にできなくなったり、哺乳する力が弱くなったり、などの症状が出ることがまれにあります。このような症状がある場合は、頭を打った後で、頭の骨と脳の間の隙間にゆっくりとした出血があって、慢性硬膜下出血がある可能性が疑われます。症状の存在に気づいたら、なるべく早めに脳外科のある病院に連れて行ってください。

③　やけど

【どう対応すればいい？】・・●

　子どもの皮膚は、大人よりも薄く、やけどは重症化しやすく、注意が必要です。

症状と対応：

　まず、どんな場合も水道水などを使って、蛇口から流れる水を直接患部にかけて20分以上は冷やします。衣服を着ている場合は、脱がさずに、衣服ごと水をかけます。容器に水をくんではだめです。必ず、流水をかけてください。皮膚に水ぶくれがある場合、その水ぶくれをなるべく破らないように注意してください。

　・顔のやけど　→すぐに救急車を呼んでください。皮膚科や形成

241

外科のある病院または外科系の医師がいる病院への搬送を救急隊に要請してください。

- **1歳未満で、やけどの面積が大人の手のひらより大きいとき**
  →命の危険が迫っています。すぐに救急車を呼んでください。皮膚科や形成外科のある病院または外科系の医師がいる病院への搬送を救急隊に要請してください。
- **水ぶくれがある、皮膚が破れているところがある、皮膚に白くなったところか黒くなったところがある**→しっかり冷やしてから、皮膚科か形成外科のある病院に連れて行きましょう。（夜間や休日でも救急車を呼んでください）
- **3cmを超える範囲で皮膚が赤くなっている**→同上の対応をしてください。
- **2〜3cm以内の狭い範囲で、皮膚が赤くなっているが水ぶくれはない。**
  →しっかり冷やして家で様子をみましょう。

ただし、油によるやけどや痛みが続く場合は、なるべく早く皮膚科を受診してください。

※判断に迷う場合は、かかりつけ医を早めに受診して相談してください。

【家庭で注意すべきポイント】

- 受診しなかった場合も、時間をおいて患部の様子を観察してください。
- 時間が経っても患部に熱がこもっているとき、患部が広がっているときは、早めに皮膚科を受診してください。
- 受診しなかったときも、数時間は1時間に1〜2回は、繰り返

Chapter 11 ● 症状別　事故・けがの受診の目安と応急処置

し流水で患部を冷やしてください。皮膚にこもった余熱で悪化
することがあります。

・やけどの予防がいちばん大切です。やけどのおそれがある物を
子どもの手が届く範囲に置かないようにしてください。

4 異物誤飲

　異物誤飲は、消化管異物と気道異物に分類されます。消化管異物
は異物を間違って食べてしまった場合です。異物を吸い込んでし
まった場合が、気道異物です。

　飲み込んだ異物が薬物であれば、中毒を起こす可能性がありま
す。

【どう対応すればいい？】••

◎異物を飲み込んでしまったら

　「いつ」「なにを（製品名、大きさ、形や硬さなど）」「どのくらい
（個数や量）」を飲み込んだのかの３つを把握し、忘れないように
メモをして、すぐに受診しましょう。夜間や休日の場合などは救急
車を呼んでください。

　誤飲したものが、残っていれば、それを持参して受診してくださ
い。誤飲したものを無理に吐かせるのは危険ですから、吐かせよ
うとしないでください。

※薬物やタバコを飲み込んだ場合、中毒110番に電話をして対応
方法を聞くこともできます。

・大阪中毒110番　072-727-2599（全国対応、365日24

243

時間対応）

・つくば中毒 110 番　029-852-9999（全国対応、365 日 9〜21 時対応）

・タバコ専用回線　072-726-9922（全国対応、音声による情報提供）

◎気道異物が疑われる場合の対応

のどに物がつまって "声が出ない、急に咳き込み始める、ゼーゼーする呼吸をする" などの症状がある場合の対応方法は以下のとおりです。

1）すぐに救急車を呼びます

2）救急車が到着するまでに以下の方法にトライしてください。

・乳児の場合は、大人の膝の上でうつ伏せにさせて、背中の真ん中をこぶしで 8〜9 回たたく→症状が続く場合は、これを繰り返す（背部叩打法、図 23）。

・幼児の場合は、立たせて後方から手を胸の下側に回して抱き寄せ、みぞおちより少し下側で、両手で作ったこぶしでおなかを上に突き上げる（腹部突き上げ法、図 24）。

◎異物誤飲の予防法の基本

トイレットペーパーの芯を通過する最大径 39 mm 以下のものは、すべて子どもが誤嚥する可能性があります。そういう小さなものは、子どもの手が届かないところで保管してください。

Chapter 11 ● 症状別　事故・けがの受診の目安と応急処置

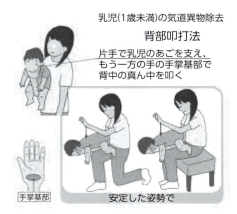

図23　乳児背部叩打法

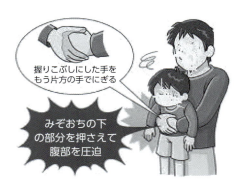

図24　腹部突き上げ法

5 けが

【どう対応すればいい？】

　子どものけがは、見た目でわかる患部以外にもけがをしている場合があります。子どもがけがをした場合、「いつ」「どこで」「どん

な状況で」「どんなふうに」けがをしたのか、わかる範囲でメモを
しておきましょう。

【注意して観察するべき点とその対応】……………………………… •

・血が止まらない → すぐに受診するか、救急車を呼びましょう

・意識がない、けいれんを起こした → 救急車を呼びましょう

・手足が動かない、痛くて動かせない、いつもと動きが違う →
救急車を呼びましょう

・ぐったりしている、繰り返し吐く、吐き気が止まらない → 救
急車を呼びましょう

・救急車が来る前にしておくこと → 傷口を水道水の蛇口から流
れる水で汚れを流れ落とす

　→傷口をガーゼなど清潔な布を当てて、その上から手や指で押
　さえて止血する

・家族が子どもの手足を動かすと痛がる、あるいは痛くて歩けな
い

　上記に該当しない場合は、しばらく観察して改善しないときや不
安を感じる場合に、なるべく早く整形外科のある病院に連れて行く
か、夜間や休日の場合は救急車を呼んで、整形外科のある病院への
搬送を依頼してください。

・1〜2 cm 未満の小さな浅い傷で、他に異常がなく、すぐに止
血している場合は、傷口をきれいに洗って絆創膏を貼って様子
をみます。1日1回は新しい絆創膏に交換します。傷口が化
膿した場合は、早めに皮膚科か整形外科を受診しましょう。

◀ **Chapter** ▶

12 事故の予防

① 赤ちゃんの安全ワンポイントアドバイス集 0〜3か月

　赤ちゃんをベビーキャリー（クーハン）で運ぶと、ベビーキャリーごと何かにぶつけたり、赤ちゃんが落下したりする可能性があり、運ぶことには使用しないでください。まだあまり動きませんが、小さな赤ちゃんにも事故が起きる可能性があります。

・チャイルドシートは、1歳のお誕生日を過ぎて、体重が10 kg を超えるまでは車の進行方向に対して、後ろ向きに45度の角度で装着しましょう。

・赤ちゃんを車に乗せるときは、必ずチャイルドシートに座らせましょう。

・ベビーカーに乗せるときは、安全ベルトを必ずセットしましょう。

・赤ちゃんがアーンと口を大きく開けると39 mm以下のものは、口に入りますから、誤飲しないように赤ちゃんの手が届かない場所に保管しましょう。

・特にタバコ、化粧品、薬品など大きさ39 mm以下の物は、床から高さ1 m以上の場所に置くか、赤ちゃんが開けられない

高い位置にある引き出しの中に保管してください。

・赤ちゃんが寝ているところに物が落ちてくる可能性はないか確認してください。

・赤ちゃんが寝るときには、うつ伏せ寝をさせることは避けてください。

・赤ちゃんが寝ている敷布団は、赤ちゃんの体が布団にもぐりこむほど柔らかいものは使用しないでください。

・ベビーベッドの柵は、いつも上げておきましょう。下げたままだと転落の危険があります。

・赤ちゃんをソファーに寝かせたまま、赤ちゃんのそばを離れないでください。

・赤ちゃんを膝の上で抱っこしたまま、熱い飲み物を飲まないでください。

・ミルクを飲ませるときは、必ずミルクの温度を確認してください。

・車や家の中に赤ちゃんを一人で置いておくことは絶対にしないでください。

② 赤ちゃんの安全ワンポイントアドバイス集 4〜7か月

　赤ちゃんの成長・発達が急に進むため、思いがけない事故が起きる可能性があります。

・チャイルドシートは、1歳のお誕生日を過ぎて、体重が10 kgを超えるまでは車の進行方向に対して、後ろ向きに45度の角

Chapter 12 ● 事故の予防

度で装着しましょう。

・赤ちゃんを車に乗せるときは、必ずチャイルドシートに座らせましょう。

・ベビーカーに乗せるときは、安全ベルトを必ずセットしましょう。

・赤ちゃんがアーンと口を大きく開けると 39 mm 以下のものは、口に入りますから、誤飲しないように赤ちゃんの手が届かない場所に保管しましょう。

・特にタバコ、化粧品、薬品など大きさ 39 mm 以下の物は、床から高さ 1 m 以上の場所に置くか、赤ちゃんが開けられない高い位置にある引き出しの中に保管してください。

・赤ちゃんが寝ているところに物が落ちてくる可能性はないか確認してください。

・ベビーベッドの柵は、いつも上げておきましょう。下げたままでは、赤ちゃんが転落する可能性があり、危険です。

・ベビーベッドの柵とマットレスの間にすき間をつくらないように注意しましょう。赤ちゃんがすき間に挟まって窒息する危険性があります。

・赤ちゃんをソファーに寝かせたまま、赤ちゃんのそばを離れないでください。

・赤ちゃんを膝の上で抱っこしたまま、熱い飲み物を飲まないでください。

・赤ちゃんのお世話を子どもたちだけにまかせることがないようにしてください。兄弟が世話をすることは良いことですが、事故を防ぐためにそばで指導してください。

・ミルクを飲ませるときは、必ずミルクの温度を確認してくださ

い。

・車の中や家の中に赤ちゃんを一人で置いておくことは絶対にしないでください。

3 赤ちゃんの安全ワンポイントアドバイス集 8〜11か月

　赤ちゃんの運動能力が発達し、事故防止のために目が離せない時期です。

・チャイルドシートは、1歳のお誕生日を過ぎて、体重が10 kgを超えるまでは車の進行方向に対して、後ろ向きに45度の角度で装着しましょう。

・赤ちゃんを車に乗せるときは、必ずチャイルドシートに座らせましょう。

・ベビーカーに乗せるときは、安全ベルトを必ずセットしましょう。

・赤ちゃんがアーンと口を大きく開けると39 mm以下のものは、口に入りますから、誤飲しないように赤ちゃんの手が届かない場所に保管しましょう。

・特にタバコ、化粧品、薬品など大きさ39 mm以下の物は、床から高さ1 m以上の場所に置くか、赤ちゃんが開けられない高い位置にある引き出しの中に保管してください。

・熱いお茶やコーヒー、カップメンなどをテーブルの端に置かないでください。赤ちゃんが触って倒してしまい、やけどをする可能性があります。

Chapter 12 ● 事故の予防

・ポット、加湿器、炊飯器を床の上に置いておくことは、赤ちゃんがやけどをする危険性がありますから、これらのものは赤ちゃんが触れない場所に置いてください。
・階段には、転落予防柵をきちんと設置してください。赤ちゃんが突然ハイハイやつかまり立ちをして、転落する危険性があります。
・歩行器はなるべく使用を避けましょう。歩行器ごと玄関や階段で転落する危険性があります。使用する場合は、段差がない場所で保護者の監視下でのみ使わせてください。
・ベビーカーや食卓椅子に座らせているときは、必ず安全ベルトをしてください。赤ちゃんが食事に夢中になって転落してしまう危険性があります。
・お風呂の浴槽は少量でも水やお湯を入れたままにしないでください。赤ちゃんが浴槽の中に落ちて、わずか水やお湯でおぼれてしまう危険性があります。
・お風呂の洗い場の床から、浴槽のふちまでの高さは 50 cm を超えるようにしてください。
・車の中や家の中に赤ちゃんを一人で置いておくことは絶対にしないでください。

4 子どもの安全ワンポイントアドバイス集 1歳〜1歳5か月

　これまでで一番事故が多い時期です。十分な安全対策をしておきましょう。屋外での事故も多くなる傾向があります。

251

・子どもを車に乗せるときは、チャイルドシートに座らせましょう。6歳未満の子を車に乗せる場合、チャイルドシートの使用が法律で義務づけられています。

・車内に固定したチャイルドシートを前方に引っ張ったとき、車のシートとの隙間は10 cm以内でなければなりません。チャイルドシートの説明書を見て、確認しましょう。

・ピーナッツなどの乾燥した豆類やこんにゃくゼリーは、のどに詰まりやすく窒息事故を起こす危険性があります。

・歯ブラシや箸、フォークなどを口にくわえたまま立ったり、歩いたりさせないでください。転倒した際に、口の中や喉を傷つける危険性があります。死亡事故もあり得ます。

・階段や玄関など段差がある場所は、子どもが落ちないよう安全対策をしてください。

・ストーブ、アイロン、やかん、ポット、鍋、炊飯器などやけどの原因になるものを子どもの手が届くところに置かないでください。

・コンセントには、安全のためのコンセントカバーをつけましょう。

・ドアのちょうつがいの部分に、子どもの指が入らないように安全カバーやストッパーなどを取り付けるなど工夫をしてください。

・入浴後は、お風呂の浴槽にはお湯をためておかず、すべて流しておいてください。

・ベランダや窓辺に踏み台になるようなものを置かないでください。転落事故を回避しましょう。

・車の中や家の中に赤ちゃんを一人で置いておくことは、絶対に

しないでください。子どもたちだけを車に置いておくことは、事故につながり、大変危険です。

5 子どもの安全ワンポイントアドバイス集 1歳半〜3歳

　心構えだけでは、事故は予防できません。実際に、子どもの目線に合わせた観察を行い、危険性を察知し、対策をとる行動を起こすことが事故の予防には不可欠です。それでも、絶対的に確実な予防方法はありません。本書では、予防のための重点項目を解説しています。

- 車内に固定したチャイルドシートを前方に引っ張ったとき、車のシートとの隙間は 10 cm 以内でなければなりません。チャイルドシートの説明書を見て、確認しましょう。
- ピーナッツなどの乾燥した豆類やこんにゃくゼリーは、のどに詰まりやすく窒息事故を起こす危険性があります。
- 赤ちゃんや 3 歳までの子がアーンと口を大きく開けると 39 mm 以下のものは、口に入りますから、誤飲しないように赤ちゃんの手が届かない場所に保管しましょう。
- 入浴後は、お風呂の浴槽のお湯は完全に流しておきましょう。
- ベランダや窓辺に踏み台になるようなものを置かないでください。転落事故の原因になる可能性があり、危険です。
- ストーブやヒーターは、安全装置がついている機種を使いましょう。
- 三輪車や自転車に乗るときは、必ずヘルメットをつけさせてく

ださい。

・水遊びをするときは、必ずライフジャケットを着せてください。

・車の中や家の中に赤ちゃんや子どもたちだけを置いておかないでください。

・保護者が気づかないうちに子どもが外に出ないように、自宅の玄関や門扉には、鍵をかけておきましょう。

●保護者は禁煙をしましょう●

　子どもをタバコの誤飲から守るための最善方法は、保護者がタバコを吸わないことです。タバコを吸わないほうが、保護者自身はもちろん、家族にとっても室内空気が汚染されないので健康によいことは明らかです。わが国は、長寿社会ですが、健康でいられる期間である健康寿命はタバコを吸うと7年も短縮します。しかも、タバコ代というお金がかかりますね。禁煙は医療機関の禁煙外来で健康保険を使って実行できます。薬局で買う禁煙補助薬もありますよ。タバコ代のほとんどが税金です。

Chapter 13 よく処方される薬ガイド

1 解熱薬

解熱薬は、熱を下げるほか、痛みを和らげる作用もあるため、解熱鎮痛薬とも呼ばれることがあります。しかし、病気を治す作用はまったくありません。

解熱薬は、強い痛みあるいは高い熱があって、元気がない、つらくて食欲もなく動く気にもなれない、眠れないなどの場合に、仕方なく使う薬です。

熱があるから、痛いから、という理由で単純に使うと、いろいろな副作用が起こることがあります。例えば、頭痛、腹痛、吐き気、嘔吐などが比較的多く、薬疹や肝機能障害なども起きることがあります。

小児に対して最も安全なのは、アセトアミノフェン製剤（カロナール®、アンヒバ®、アルピニー®、各社アセトアミノフェンなど）です。アセトアミノフェンに対してアレルギーがある子どもに対しては、イブプロフェン（ブロフェン® など）が用いられることもあります。

アスピリン、ロキソプロフェン（ロキソニン®）、メフェナム酸（ポンタール®）、メチロン® あるいはジクロフェナク（ボルタレン®）などは副作用の問題から、小児には基本的に解熱薬として使うこと

はありません。

また、アセトアミノフェンは、小児にも安全だとはいうものの、多用すると肝機能障害を起こすことがあり、感染症が長引いてしまうこともあり得ます。

人体は、感染症の原因である細菌やウイルスと戦う手段として、脳にある体温調節中枢を使って免疫反応の一つとして熱を出し、子どもは安静にします。ですから、むやみに解熱薬で熱を下げてしまうと、熱が下がっている間に元気にはしゃいでしまい、かぜを長引かせてしまう子もいます。解熱薬に病気を長引かせる直接的な効果はありませんが、熱が下がると油断してしまうのは、大人も子どもも同様です。油断をしないように注意することが大切です。

解熱薬は、高い熱があるために食欲がなく、水分もとりづらく、眠れないといったつらい症状があるときにだけ使うことが理想です。

2 抗生物質・抗菌薬

抗生物質はカビの仲間が作る天然の細菌をやっつける薬です。細菌をやっつけるために人工的に化学合成して作った薬が抗菌薬です。

子どもの感染症では、これらの薬が必要になる病気は、溶連菌感染症、慢性副鼻腔炎、尿路感染症、中等症以上の強い急性中耳炎、細菌性肺炎やマイコプラズマ肺炎など、一部の病気に限られています。ウイルス性の上気道炎である、かぜにはまったく治療効果はありません。インフルエンザや新型コロナウイルス感染症にも治療効果はありません。マイコプラズマ肺炎には抗生物質を使用しなくて

Chapter 13 ● よく処方される薬ガイド

も治る例もあります。

③ 抗ウイルス薬

　インフルエンザや新型コロナウイルス感染症に対して使用される専用の治療薬が開発されていますが、現時点では、ウイルスを殺す薬剤はなく、すべてウイルスの増殖を抑えて病気の勢いを押さえ込もうとする薬です。したがって抵抗力のある人は、新型コロナウイルス感染症やインフルエンザになっても、抗ウイルス薬を使わなくても自然治癒します。また、インフルエンザAには効いても、インフルエンザBには効かない薬もあります。どの薬剤にも効果が期待できない耐性株と呼ばれるインフルエンザウイルスや新型コロナウイルスもいますから、確実に効く薬はないと考えるべきでしょう。水痘（水ぼうそう）にも専用の抗ウイルス剤がありますが、同様に絶対的に必要な薬剤ではありません。どの抗ウイルス薬も病気の初期（概ね発症から24時間以内または48時間以内）に使用を始めないと十分な効果は得られません。

④ 抗アレルギー薬

　その名のとおり、アレルギーによるかゆみや鼻水を押さえる作用がある薬剤です。ですが、かぜ（普通感冒）やインフルエンザ、新型コロナウイルス感染症に伴う鼻水にはまったく効果はありません。これらの病気に抗アレルギー薬を使うのは、まったくの無駄です。

　ただし、アレルギー性鼻炎がある子どもや大人が、かぜをひいて

257

鼻水がよく出る場合には、抗アレルギー薬の仲間であるロイコトリエン受容体拮抗薬（モンテルカスト：キプレス®、シングレア® およびプランルカスト：オノン®）は効果があると考える意見もあります。また、アレルギー疾患のある子どもの急性細気管支炎のゼーゼーや激しい咳の症状緩和にも効果が期待できるという報告もあります。

　ただし、かぜにはこれらの薬の処方は、健康保険適用がありません。少なくとも鼻水のアレルギー検査（鼻汁中好酸球検査）をして、アレルギー性鼻炎があることを証明してアレルギー性鼻炎という病名で、医師が健康保険診療請求しなければ、この薬を使うことは不適切です。アレルギー性鼻炎は慢性疾患であり、治療に数年を要する病気です。一度この病名がつくと 2〜3 年間は同じ医療機関を何度受診しても再診料が算定されるはずです。もし、かぜをひくたびに初診料が明細書に記載されているとしたら、アレルギー性鼻炎ではないと考えられますから、この薬を使う意味はないと考えてよいでしょう。

⑤　鎮咳薬（咳止め）

　かぜをひくと年齢にかかわらず、多くの人が咳止めの薬を欲しがります。しかし、安全で有効な咳止めであるという科学的根拠の存在が実証された咳止めは、現時点では地球上にはありません。むしろ、アスベリン® という咳止めの薬を飲んで、余計に咳がひどくなる例が少なからず実在することが報告されています。米国小児科学会は、メジコン®（デキストロメトルファン）をはじめとする咳止めの効果を完全否定しています。

Chapter 13 ● よく処方される薬ガイド

咳止めとしてハチミツが有効であるという報告が多数あります。ハチミツは、1歳未満の赤ちゃんには乳児ボツリヌス症という病気を起こす原因になり得るので、1歳未満の赤ちゃんや胃腸の弱い虚弱な1歳半か2歳までの小さな子にはハチミツを与えるべきではないとされています。

ハチミツの中に咳止めの有効成分が含まれているわけではなく、ハチミツの粘り気が痰を取り除くのに適しているから、ハチミツに咳止めの効果があるのだという研究報告もあります。つまり、ハチミツと同じ粘り気を持った"擬似ハチミツ"にもハチミツと同等の咳止め効果があるという日本の研究報告があります。この擬似ハチミツなら、1歳未満の赤ちゃんや胃腸の弱い虚弱な小さな子にも服用させることが可能なので、医薬品としての開発が進むことが期待されますが、簡単ではないようです。

❻ 鼻水止め（抗ヒスタミン薬）

鼻水止めは、昔は抗ヒスタミン薬の副作用である抗コリン作用を利用して、アリメジン® やペリアクチン® などが子どもたちにも多用されていました。しかし、眠気や熱性けいれんを誘発したり、てんかん発作を誘発したりするなどの副作用があり、今では使われなくなりました。第二世代抗ヒスタミン薬と呼ばれる薬も登場していますが、これらの薬は抗アレルギー薬であり、抗アレルギー薬のところで解説したように、かぜなど感染症の鼻水には、まったく治療効果はありません。

鼻水止めは、ハチミツよりも咳止め効果が劣ります。また、鼻水止めを使うことで、滲出性中耳炎のような長引く中耳炎が、さらに

259

長引いてしまう危険性も報告されています。

つまり、抗ヒスタミン薬という鼻水止めは、飲まないほうがいいという結論になるわけですが、市販のかぜ薬のほとんどに含まれているので、注意が必要です。ちなみに、市販のかぜ薬に医学的に治療効果が実証された製品はありません。

7 気管支拡張薬

気管支拡張薬は、その名のとおり、気管支を広げる薬です。喘息や細気管支炎に投与すると呼吸が楽になります。飲み薬のほかに、日本では貼付薬もありますが、この貼付薬は欧米では医薬品として認められていません。

気管支拡張薬には、咳止めとしての効果はまったくありません。したがって、かぜをひいて咳が出ている場合に気管支拡張薬を服用したり、貼付したりしても何の効果もありません。

「咳がひどいときに貼る」などということはあり得ない薬剤です。日本では、ホクナリン® テープとそのジェネリックであるツロブテロール® テープが咳止めとして乱用される傾向があり、日本医師会が医師会雑誌に警告を示したにもかかわらず、それから5年以上経った後でも乱用は止まる気配がありません。

ちなみに、この薬剤は、「予期できない心停止をきたすことがある」と製薬会社も警告している薬剤です。

8 去痰薬

いろいろな去痰薬がありますが、よく使われるのはカルボシステ

イン（ムコダイン® など）とアンブロキソール（ムコソルバン®、ムコサール® など）です。

カルボシステインは、気道の粘液分泌を促進したり、線毛細胞を修復したりすることで、痰や鼻水の粘り気を弱めて痰や鼻水を出しやすくする作用があります。しかし、咳止め効果はハチミツよりも弱いものの、痰を出しやすくすることは確かであり、中耳炎を予防する効果があるとも考えられています。ただし、副作用として急性気管支炎を悪化させてしまった例が報告されており、約2％に胃痛や吐き気、嘔吐、下痢が副作用として認められたという報告もあり、かぜや気管支炎は自然治癒することがわかっていることから、使うべきか疑問視する医師もいます。

アンブロキソールは肺炎や気管支炎あるいは副鼻腔炎には健康保険適用がありますが、かぜには健康保険適用はありません。にもかかわらず、日本では子どもにも大人にもかぜにアンブロキソールを処方する医師が少なくなく、なぜか健康保険の審査でもその使用が認められてしまうことが通例です。この去痰薬には、のどの痛みを緩和するという研究報告がありますが、大人を対象にした研究結果であり、子どもにも効果があるかは不明です。肺炎に対する痰や咳の改善効果が示唆されてはいますが、かぜに効くかどうかは、科学的根拠がありません。根拠がないのに頻繁に処方されていることは、一種の謎だといえるでしょう。

⑨ トラネキサム酸

大人の咽頭炎には、トラネキサム酸（トランサミン®）がのどの痛みを緩和する目的でよく処方され、子どもにも使われることがあ

ります。確かに、15歳以上を対象とした研究では、咽頭炎や口内炎にはトラネキサム酸の鎮痛効果はあるといえますが、7歳以上を対象とした研究では、有効かどうかの基準設定が明確ではない研究しかなく、有効性について十分に科学的根拠がある薬剤だとはいえません。ちなみに、成人ではトラネキサム酸よりも漢方薬の桔梗湯がのどの痛みの緩和には有効だという意見もあり、インフルエンザや新型コロナウイルス感染症によるのどの痛みの緩和にも有効な例は少なくありませんが、子どもでは苦くて飲めない子が多く、口に含むだけでも有効な大人もいますが、子どもでの実証データはありません。

⑩ 整腸薬（プロバイオティクス）

急性胃腸炎で「胃腸の調子を整える薬」「下痢に効く薬」として使われることが多い薬で、生きた腸内細菌や乳酸菌（ビフィズス菌、カゼイ菌、フェカリス菌など）など多くの菌がプロバイオティクスと呼ばれ、整腸薬に含まれています。プロバイオティクスは子どもの下痢の期間を短縮させる効果があることを示すデータがあり、科学的根拠があるといえます。しかし、ヨーグルトはプロバイオティスをたくさん含むのに、この効果の実証データはありません。

索 引

欧文

COVID-19　56
EB ウイルス感染症　51
IgA 血管炎　101
O 脚　136
RS ウイルス感染症　93
X 脚　136

和文

あ行

青いあざ　23, 24, 49
赤いあざ　47
赤い便　28
あせも　30, 111
アタマジラミ　120
アデノイド肥大　109
アデノウイルス感染症　53
アトピー性皮膚炎　148
アレルギー性結膜炎　160
アレルギー性鼻炎　161
いじめ　202
胃腸炎　54
遺尿症　192
異物誤飲　243
咽頭結膜熱　54
咽頭扁桃炎　53
陰嚢水腫　124
インフルエンザ　58
インフルエンザワクチン　232
ウイルス性胃腸炎　64
上皮真珠　38
嘔吐　28, 66
嘔吐下痢症　64
おたふくかぜ　62, 229
おねしょ　192
お風呂　15
オムツかぶれ　34

おりもの　128

か行

鵞口瘡　38
仮性クループ　68
かゆみ　30
川崎病　103
間欠性外斜視　106
カンジダ皮膚炎　34, 35
汗疹　111
感染性胃腸炎　64
浣腸の仕方　18
嵌頓ヘルニア　132
気管支拡張薬　260
気管支喘息　142, 171
気管（支）軟化症　172
吃音　195
亀頭包皮炎　126
気道異物　244
偽内斜視　106
虐待　188
救急受診　32
丘疹　30
急性胃腸炎　29, 64
急性中耳炎　107
牛乳アレルギー　159
蟯虫症　67
去痰薬　260
起立性蛋白尿　122
起立性調節障害　174
薬の飲ませ方　4
ぐずる　23
繰り返すかぜ　95
クループ　68
けが　245
血尿　121
結膜炎　53

解熱薬（熱さまし）の使い方　12, 255
下痢　28, 66
抗アレルギー薬　257
抗ウイルス薬　257
抗菌薬（抗生物質・抗生剤）　14, 256
口腔カンジダ症　38
口腔内ケア　227
紅斑　30
抗ヒスタミン薬　259
肛門周囲膿瘍　133
肛門のスキンタグ　134
小麦アレルギー　159

さ行
臍炎　47
細菌性腸炎　64
臍肉芽種　47
採尿バッグ　16
臍ヘルニア　46
座薬の使い方　8
子宮頸がんワクチン　234
思春期の貧血　181
湿疹　30
しもやけ　118
斜視　105
習慣性便秘　170
周期性嘔吐症（候群）　176
食物アレルギー　156
しらみ　120
心因性頻尿　194
腎盂腎炎　123
新型コロナウイルス感染症　56
新型コロナワクチン　233
神経発達症　196
滲出性中耳炎　108
じんましん　116
水痘　84
スキンケア　35
精巣捻転　125
成長痛　140
整腸薬　262

咳　24
咳止め　258
舌小帯短縮症　39
喘息発作　145, 146
先天性股関節脱臼　138
鼠径ヘルニア　132

た行
帯下　128
帯状疱疹　86
帯状疱疹後神経痛　87
大豆アレルギー　160
体罰　188
卵アレルギー　158
蛋白尿　121
恥垢　126
チック　189
茶色いあざ　48
中耳炎　107
肘内障　137
腸重積　129
調節性内斜視　106
鎮咳薬　258
手足口病　69
停留精巣　124
鉄欠乏性貧血　180, 181
てんかん　168
点眼薬（目薬）の使い方　10
伝染性紅斑　90
伝染性単核症　51
伝染性軟属腫　112
伝染性膿痂疹　114
点鼻薬の使い方　11
登校拒否　199
凍瘡　118
頭部打撲　239
突発性発疹　71
とびひ　114
トラネキサム酸　261

264

な行

泣き入りひきつけ　166
乳児嘔吐下痢症　29
乳児血管腫　48
乳児内斜視　105
乳児の貧血　180
尿の採り方　16
尿路感染症　123
熱性けいれん　163
熱中症　238
ネット依存症　186
熱の測り方　2
脳炎　74

は行

肺炎　74, 82
はしか　73
発育性股関節形成不全　138
発熱　21
鼻血　23, 24, 108
鼻づまり　26, 41
鼻水　26
鼻水止め　259
はやり目　53
反復性耳下腺炎　62
肥厚性幽門狭窄症　131
ヒトメタニューモウイルス感染症　92
皮膚炎　30
肥満　177
百日咳　75
日焼け対策　37
鼻涙管閉塞　39
風疹　77
副反応　231
副鼻腔炎　172
不登校　199
プロバイオティクス　262
憤怒けいれん　166
ヘルパンギーナ　79

ヘルペス性歯肉口内炎　80
扁桃肥大　109
便秘　43
扁平母斑　48
包茎　127
膀胱炎　123
母乳　204

ま行

マイコプラズマ気管支炎　82
麻疹　73
慢性硬膜下血腫　241
慢性副鼻腔炎　172
水イボ　112
みずぼうそう　84
見張りイボ　134
無害性心雑音　110
虫さされ対策　38
むし歯予防　227
目やに　39
綿棒浣腸　18, 44

や行

やけど　241
夜尿症　192
指しゃぶり　191
溶連菌感染症　88
溶連菌性咽頭炎　88
夜泣き　45, 213
予防接種　215, 228
読み聞かせ　223

ら行

離乳食　209
流行性角結膜炎　53
流行性耳下腺炎　62
りんご病　90
リンパ節腫脹　51, 100
漏斗胸　135

【著者略歴】

橋本　浩 （はしもと　ひろし）
昭和 35 年 7 月 13 日京都市生まれ
同友会共和病院 医長
キャップスクリニック東岸和田・天美（小児科，非常勤）

昭和 62 年 3 月奈良県立医科大学卒業．同大学小児科に入局し研修．
平成元年 1 月から国立療養所福井病院小児科勤務．
平成 7 年 1 月から福井県敦賀市で，はしもとこどもクリニックの管理医師として内科と小児科で 10 年間診療に従事．
加賀美（上海）医療諮迅有限公司総経理（現地法人社長）として勤務する傍ら，上海南亜医院日本人診療部やセントミカエル病院（中文名称：上海天檀普華医院）小児科・内科総合診療科などに勤務．
平成 23 年 3 月に帰国後は，北海道の町立別海病院小児科や奈良県の東生駒病院小児科・内科・リハビリテーション科に勤務．
さらに東大阪生協病院，北海道の八雲町熊石国保病院にて内科医，小児科医として勤務し，令和に入って奈良県の医療法人果恵会恵王病院などでコロナ対応を含め内科医として勤務した後，令和 6 年 6 月から大阪市の医療法人同友会共和病院に勤務．
また大阪府下のいくつかの市町村の休日急患診療所小児科にも勤務している．

所属学会：日本小児感染症学会

主な著書
『早わかり科学史』（日本実業出版社，2004）
『図解だれでもわかるユビキタス』（河出書房新社，2004）
『かぜ診療の基本』（中外医学社，2017）
『子どもの心を診る医師のための発達検査・心理検査入門　改訂 2 版』（中外医学社，2021）
『糖尿病　外来診療の味方』（南山堂，2020）
『どんな診察室にも役立つ　アレルギー疾患まるわかり BOOK』（南山堂，2020）
『西洋医学の現場で実践に役立つ漢方治療』（シービーアール，2022）
『本当にあった DQN な処方せん』（シービーアール，2023）
『プライマリ・ケアのための小児診療ハンドブック』（シービーアール，2024）

お母さんとお父さんのための
子どもの病気ピンチ対応マニュアル

2025 年 4 月 6 日　第 1 版第 1 刷 ©

著　　　者　橋本　浩
発　行　人　永田彰久
発　行　所　株式会社シービーアール
　　　　　　東京都文京区本郷 3-32-6　〒 113-0033
　　　　　　☎ (03) 5840-7561 （代）Fax (03) 3816-5630
　　　　　　E-mail／sales-info@cbr-pub.com
　　　　　　ISBN 978-4-911108-70-3　C0047
　　　　　　定価は裏表紙に表示
装　　　丁　三報社印刷株式会社デザイン室
印 刷 製 本　三報社印刷株式会社
　　　　　　© Hiroshi Hashimoto 2025

本書の内容の無断複写・複製・転載は，著作権・出版権の侵害となることがありますのでご注意ください．

JCOPY　＜ (一社) 出版者著作権管理機構　委託出版物＞
本書の無断複製は著作権法上での例外を除き禁じられています．
複製される場合は，そのつど事前に，(一社) 出版者著作権管理機構
（電話 03-5244-5088，FAX 03-5244-5089，e-mail: info@jcopy.
or.jp）の許諾を得てください．